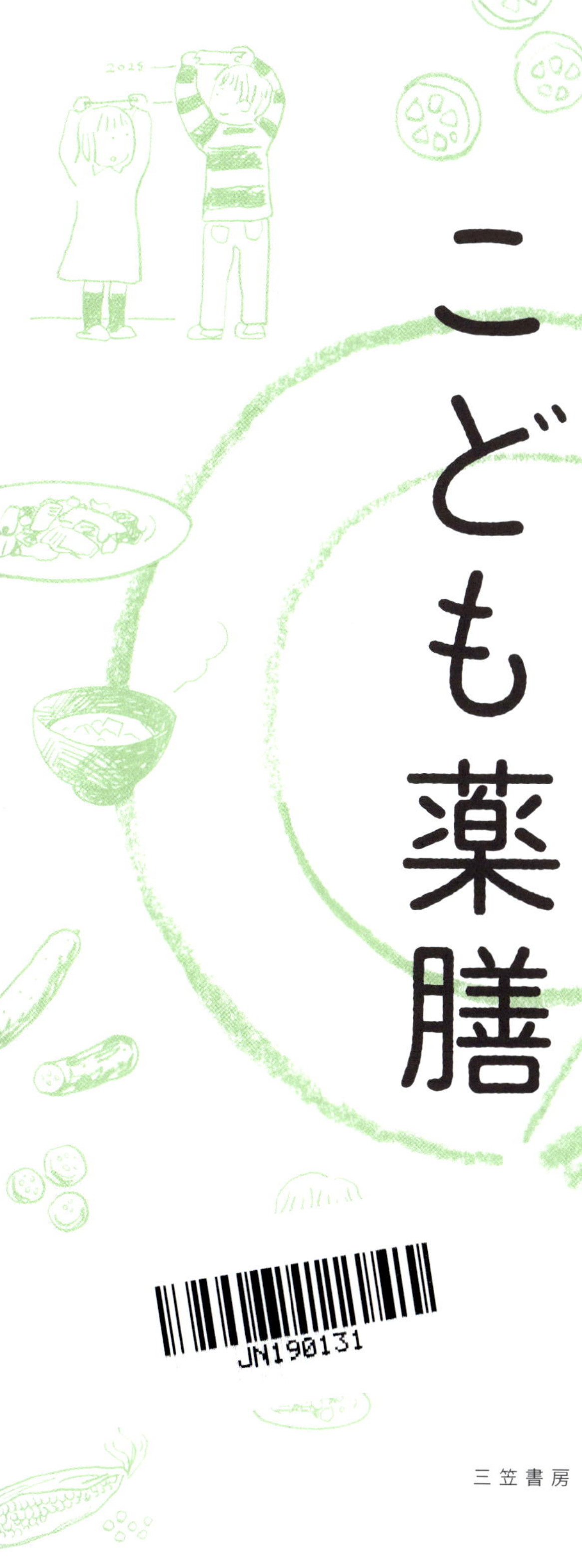

薬に頼らず のびのび育てる! こども薬膳

国際中医薬膳師
こども薬膳サロン主宰
さとうあい

三笠書房

薬膳のキホン

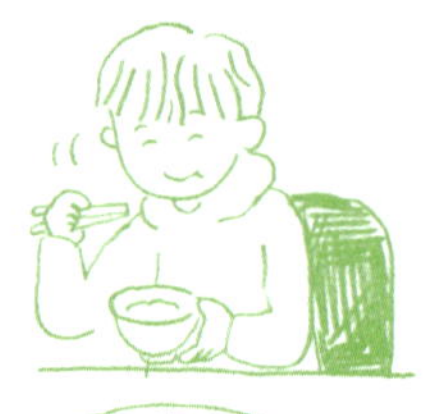

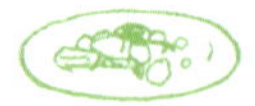

Q. こども薬膳は何歳までが対象？

私がお伝えするこども薬膳は、離乳食完了期頃から取り入れられる考え方で、身体の成長が最盛期になる時期（女の子：21歳頃／男の子：24歳頃）までを対象にしています。こどもの身体は日々成長し続けていて、この時期は人生においてもっともエネルギーにあふれるときです。高麗人参やエナジードリンクなどの強い効能のある食材で、エネルギーを足し過ぎないことも大事になります。

成長期のこどもは、大人よりも身体の感覚に優れ、いい意味でも悪い意味でも、食材を食べた後の反応が早く出るのも特徴です。

Q. 特別な生薬とか必要なんでしょ？

薬膳=特別な生薬を使った薬のような料理と想像する方も多いと思います。しかし、私たちが普段から食べている食事とほとんど変わりありません。ポイントは体調に合った食材を選ぶこと。毎日食べているごはんも、体調に合わせて食材を選ぶことで「薬膳料理」になるのです。

食材も、スーパーで入手できる一般的な材料で作ることができます。

実はいつも食べていた料理が、薬膳料理になっていた！　なんてこともあるかもしれませんね。

教えて、あい先生！ こども

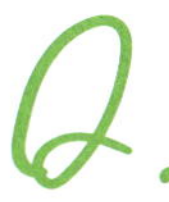

こどもの薬膳と大人の薬膳、どう違うの？

こどもの薬膳と、大人の薬膳に大きな違いはありません。

しかし、こどもの身体は日々成長途中であることからも、大人の身体の縮小版ではないということには、注意をしましょう。

・日々成長し、パワーにあふれている身体であること
・内臓器官がまだ未熟な状態であること
・心も身体も未熟で経験値も低いということ

これらのことを踏まえて食事を作ることが、こどもの薬膳では大切になります。

そして、無理を強いる食生活ではなく、おいしく食べられて健康になれる、こどもたちが続けていきやすい食生活という点もポイントです。

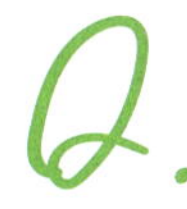

アレルギーがある子でも使えるの？

食物アレルギーがある子をもつ親御さんからのご相談も、とても多くいただきます。薬膳は、食物アレルギーがあっても、代替えの食材で作ることができるので、日々の食生活に取り入れることは可能です。

薬膳には、必ず食べなくてはいけない食材、食べてはいけない食材はありません。アレルギーだけでなく、好き嫌いがあって、対象の食材が食べられない場合も、調理法を工夫したり、同じ効能のある別食材を使ったりすることもできます。食物アレルギーがある子も、毎日のごはんで強い身体をつくっていくことで、アレルギーとの付き合い方も変わっていきますよ。

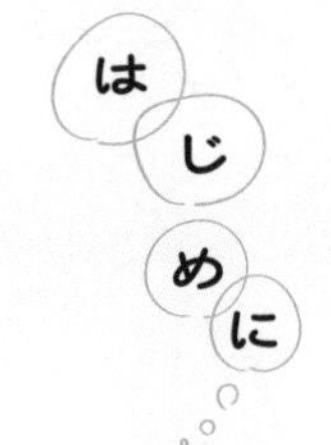

薬に頼らなくても、毎日のごはんでこどもの身体は変えられる

「この子は、アレルギーが原因の小児喘息です」

これは、わが子の止まらない咳と苦しそうな呼吸に違和感を覚え、病院に連れていったときに医師から言われた言葉です。あれから8年経ちましたが、今でも、私はあの瞬間を忘れることができません。

ただ、あの診断こそ、私が薬膳に出合うきっかけとなった衝撃の出来事であり、そして現在、全国のこどもの不調に悩むママたちにお伝えしている「こども薬膳」を生み出すきっかけでもありました。

こどもが喘息だと診断される以前の私は、フードコーディネーターなど、長年飲食業界に携わっており、ある程度の栄養知識は持っていました。

食べるもので身体はできる、ということもわかっていたので、妊娠中から栄養のある食事に気をつけ、おやつや添加物にも気を配るなど、こどもの身体づくりには力を入れてきたつもりでした。

それなのに……。

診断されたときには、なぜ？　という気持ちでいっぱいでした。


私の体質がいけなかったのか、家系の身体の弱さが遺伝してしまったのか、私が病気をつくることをしてしまったのか……、母親である自分がしっかりしなかったせいだと自分を責めた時期もありました。ハウスダストも要因の一つだとわかったときには、一日に何度も部屋の掃除をした時期もありました。


そして、もう一つ頭を悩ませたのが、診断後に飲むことになった毎日の薬。口に入れるものに気を使ってきた私にとって、これは悩みのタネでしかありませんでした。

飲ませたくはないけれど、飲まないと身体は回復しない。母親として、こどもに対して「毎日きちんと薬を飲ませること」しかできない自分がだんだんと嫌になり、そのうち薬以外にできることを探し始めました。「身体は食べたものでできている」ということをもう一度深く考え、食事で身体を変える様々な方法を試し始めたのです。

しかし、好き嫌いがとても多く、偏食っ子だったわが子の身体を、食事で変えていくことは一筋縄ではいかない出来事の連続でした。

・せっかく作ったけれど食べてくれない
・食事を残すことが多くなり、イライラして怒ってしまう
・こどもの好みに合わせて作ると、いつも同じごはん

こんな問題も日常茶飯事。自分ひとりが頑張っているような気分になり、食事作りに疲れてしまう日も……。日々の忙しさと、作っても食べてくれないという思いから、外食や偏った味の市販品を食べさせることもありました。しかし、そうした日々が続くと、風邪をひいて喘息が悪化することも……。そのたびに無力感を抱き、母親としての不甲斐なさに自分を責める日々でした。しかし、インターネットで検索をしても、その状況を打開する答えはなく、目先だけの健康知識を追い求め、常にスマホで調べる「健康知識迷子」になってしまっていました。

そんな中、「薬膳」という東洋医学の考えを基にした食事法に出合いました。そしてこれこそが、私が健康知識迷子から脱出することができたきっかけでした。毎日の食事に薬膳を取り入れることで、わが子も薬を飲むことから解放されたのです。

大人だけではない！　薬膳はこどもにも活用できる

薬膳と聞くと、薬のような食材を使った苦い料理や、火鍋のような日常的には使わない生薬などを使った、特殊な味の料理をイメージしてしまう方も多いのではないでしょうか？

私も最初はそうでした。薬膳とは健康志向の強い大人が食べるもので、こどもの薬膳なんて、想像もしていませんでした。しかし、よくよく調べてみると、実は日常的に使う食材でも薬膳料理は作れるのだとわかりました。

薬膳とは中国の伝統医学「中医学」の考えに基づいた食事のことで、そもそも私たちが普段使っている食材にも、薬と同じような効果があると考えられていたことに起因します。

薬膳において大事なのは、「そのときの身体に合った食材を取り入れること」なのです。その観点から考えると、毎日お家で作っているような家庭料理も、薬膳料理になり得るのです。

たとえば、家庭料理の定番おかずとして食べることも多い、ほうれん草のごま和え。薬膳では、ほうれん草は、身体を巡っている「血」の不足を補ったり、イライラする気持ちを鎮めたりする効果があるとされています。つまり、ほうれん草のごま和えのような定番おかずも、そのような症状を感じたときに食べれば、立派な薬膳料理になるのです。

身体に合う食事がとれるだけではありません。薬膳には、好き嫌いの多い偏食の子に活用できる調理法や考え、子育て中のママの助けになる知識も豊富にある、という新たな発見もありました。

私自身、薬膳を学び、薬膳の考えを実践することで、

「好き嫌いが多く、こどもが食べてくれない悩み」

から、解放されることができました。

子育て中に抱える悩みで「食事の悩み」は、常に上位に入るといわれています。本書で薬膳の考えを知り、実践することで、そんなお悩みを解決してほしい、私は自分自身の経験を通して強く願っています。

身体にいい食材を、こどもが自分で選べる力をつけるために――。

親が、こどもの食べるものを決められる時期は、長い人生の中でそれほど長くはありません。いずれ自分で料理を作るようになったり、友人と外食に行ったりする機会も多くなるでしょう。そんなふうに、こどもたちが自分で食べ物を選ぶようになったときに大事になってくるのが、

「食べ物を自分で選ぶ力」

です。

薬膳には「薬食同源」という言葉があります。これは薬も食べ物も元は同じという考えです。

つまり、強い心と健康な身体を得るために大事なのは、毎日の食事なのです。

有名な学校に行く、毎日習い事に通う、様々な経験から夢を見つける。どれも大事なことですが、その大前提となるのは健康な心と身体です。その健康をつくるのはこどもたちが日々口に入れる食べ物です。親元から離れても、自分の身体の声を聞き、食材を選ぶ、これこそ人生をも変える力です。

本書の中に出てくる「こども薬膳」のレシピは、どれもお子さんと一緒に作れる簡単なものばかりです。

薬膳は、こどもとあなたの「お守り」

こどもにもわかりやすい伝え方やポイントもご紹介していますので、ぜひお子さんと一緒に食事やおやつ作りを食材選びから行い、自分で食べるものを選ぶ力をつけてあげると同時に、自分で選ぶことの楽しさも伝えてあげましょう。

薬膳は決して難しいものでも、特別なものでもありません。こどもを守る「お守り」といえると思います。

本書が薬膳を取り入れるきっかけとなり、こどもたちとの忙しくも楽しい毎日の一コマを彩るきっかけになれば嬉しいです。

また、家庭で手軽に実践できる「こども薬膳」を学ぶことで、その知識が悩み多い子育て生活を少しでも楽にしてくれる「お守り」になることを願っています。

こども薬膳サロン主宰　さとう　あい

本書の使い方

◎計量単位は、1カップ＝200㎖、大さじ1＝15㎖、小さじ＝5㎖としています。

◎本書のレシピには、はちみつを使ったものがありますが、1歳未満のお子さんには与えないようにしましょう。

◎電子レンジの加熱時間は600Wを目安にしています。機種によって多少の違いがありますので、様子を見ながら調整してください。

◎とくに表記のない火加減は中火です。

◎フライパンは、こびりつきにくいコーティング加工されたものを使用しています。

◎子育て期間中は、悩むことや、わからないことが多い毎日。本書の中では、何度か空白の枠が登場します。そこには今の気持ち、子育てや食事の悩み、取り組める簡単なポイントなどを自由に書いてください。今の気持ちを見直すきっかけになったり、お子さんとのコミュニケーションにも役立つはずです。また、お子さんが大きくなったときに本書を見返すことで、忙しく大変だった毎日の苦労や、こどもたちの未来への想いを見返すこともできます。

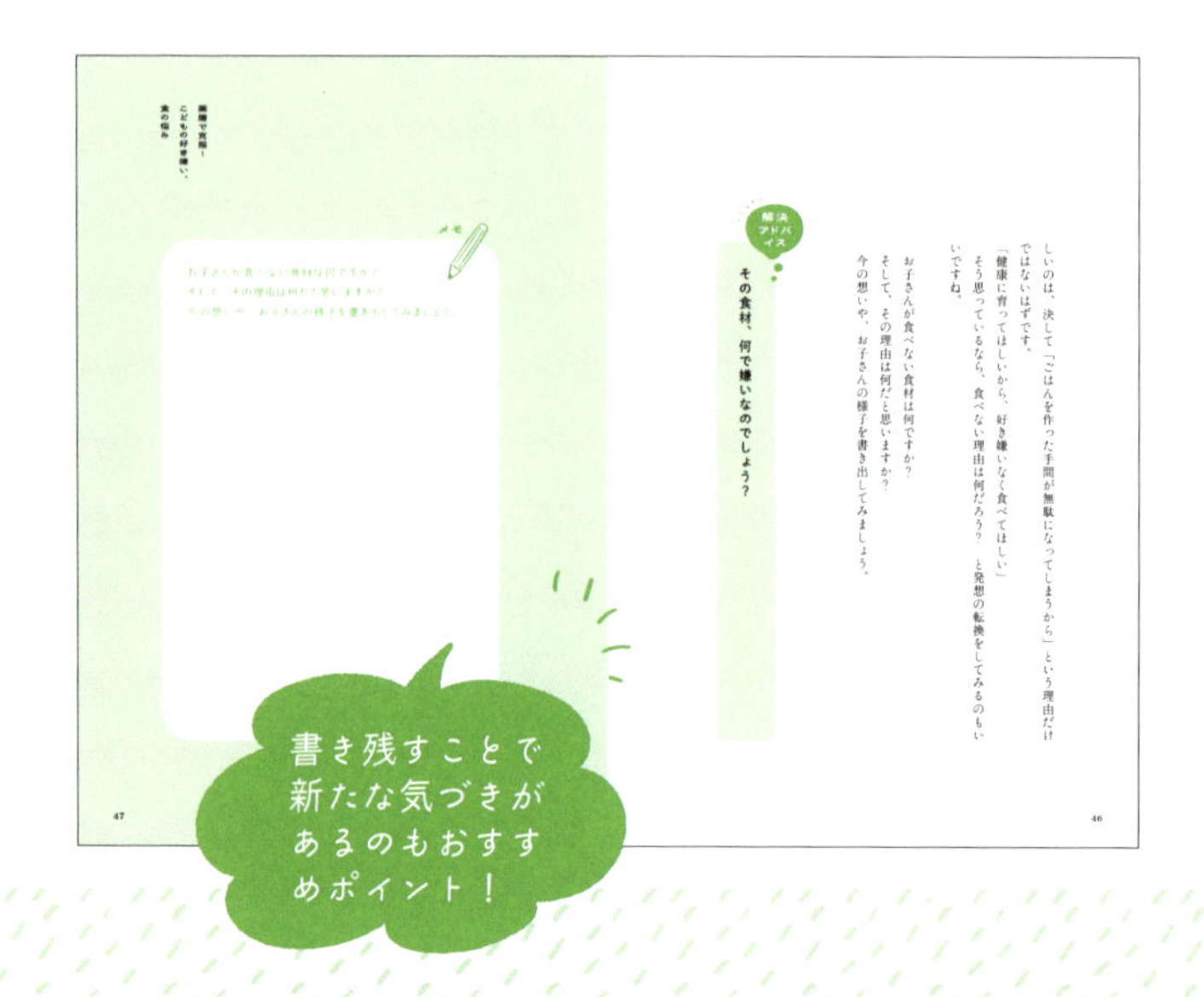

解決アドバイス

その食材、何で嫌いなのでしょう？

しいのは、決して「ごはんを作った手間が無駄になってしまうから」という理由だけではないはずです。

「健康に育ってほしいから、好き嫌いなく食べてほしい」

そう思っているなら、食べない理由は何だろう？　と発想の転換をしてみるのもいいですね。

お子さんが食べない食材は何ですか？

そして、その理由は何だと思いますか？

今の想いや、お子さんの様子を書き出してみましょう。

46

47

書き残すことで
新たな気づきが
あるのもおすす
めポイント！

目次

1章 始める前に知っておきたいこども薬膳のキホン

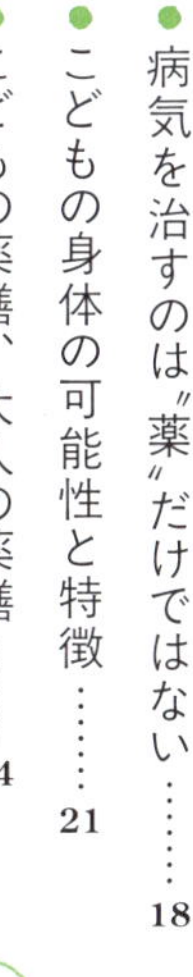

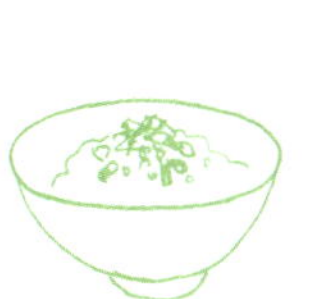

2章 薬膳で克服！こどもの好き嫌い、食の悩み

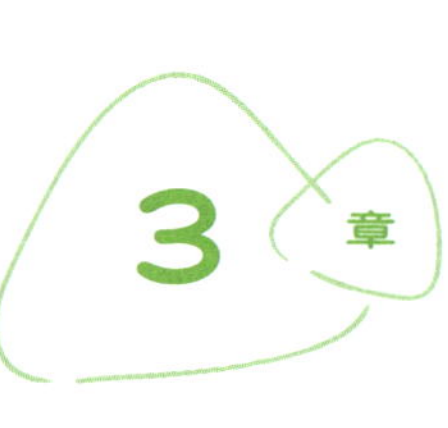

手軽なのに元気になれる！毎日食べたい薬膳ごはん

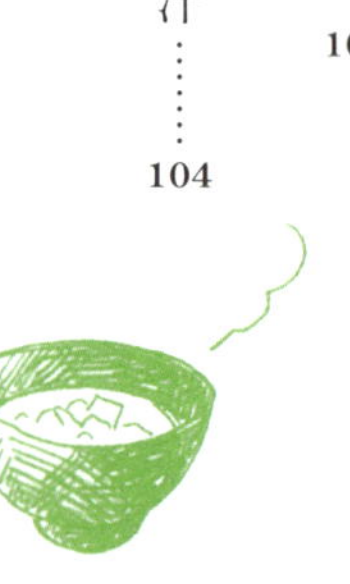

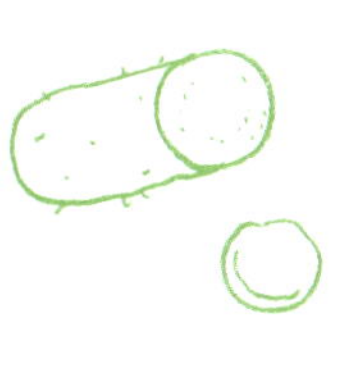

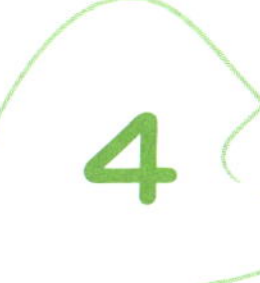

4章 旬の食材で元気いっぱい！ 季節の薬膳レシピ

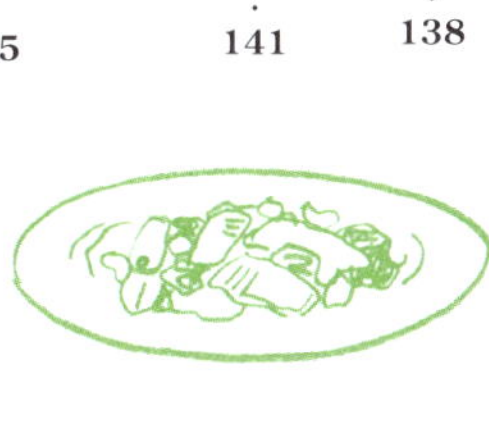

5章
身体にいいのに おいしい！ 薬膳おやつのススメ

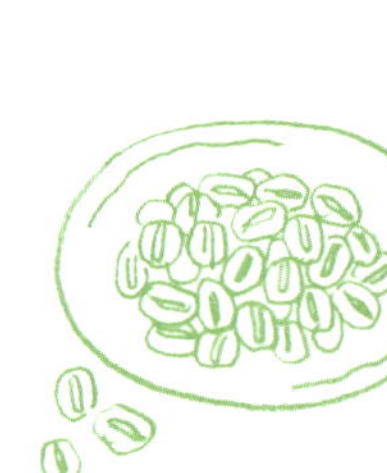
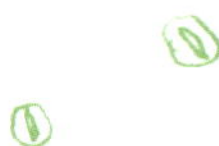
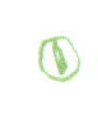
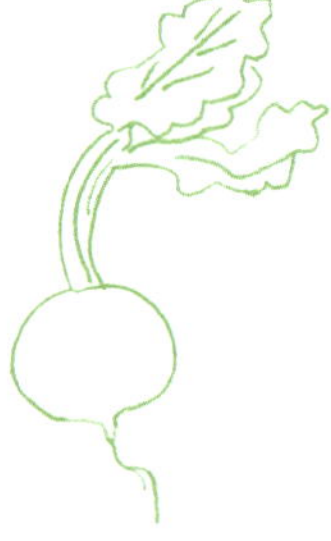
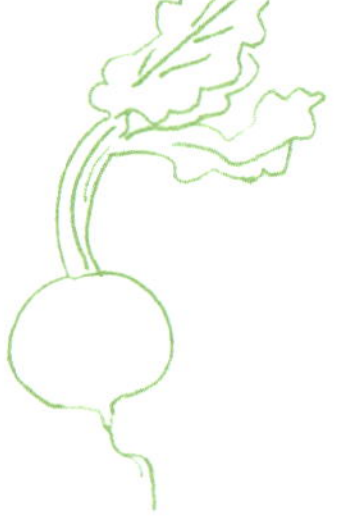

本文写真：渡邉遊可（TWo Photo Studio）／
徳永義典（TWo Photo Studio）
調理補助：三浦あづさ／安達聖世子／
大森綾子／佐々木奈緒
本文イラスト：須山菜津希（ぽるか）
編集協力：金本智恵（サロン・ド・レゾン）

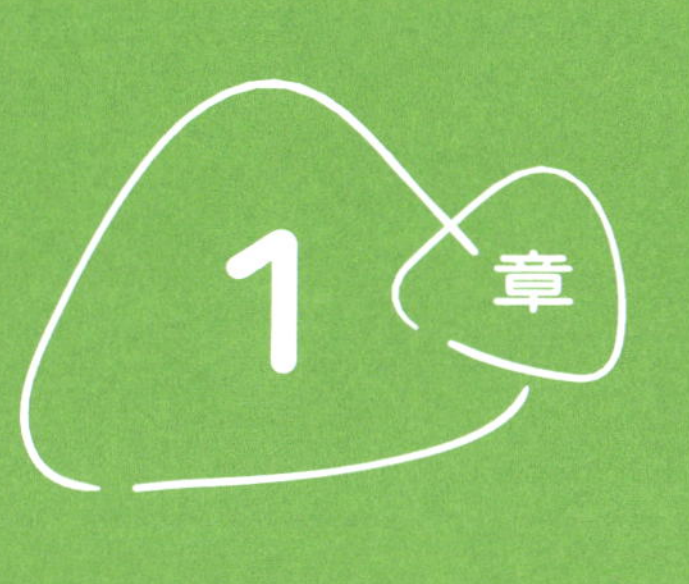

始める前に知っておきたいこども薬膳のキホン

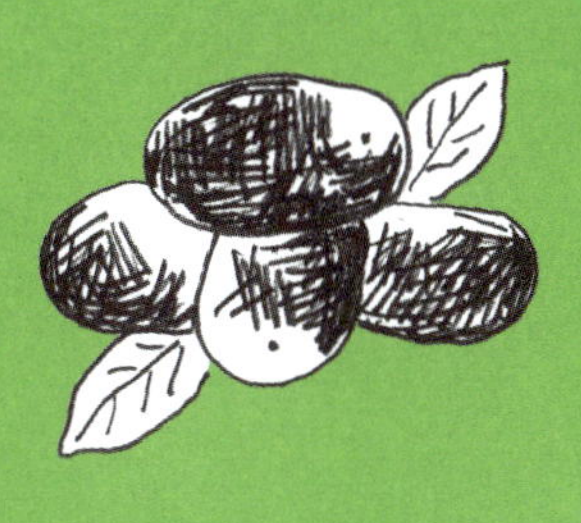

病気を治すのは〝薬〟だけではない

こどもの体調が悪くなったときに、

「病院に行って薬をもらうかどうか」

を真っ先に考える方は多いのではないでしょうか。

実際、薬膳と出合う前の私はそうでした。こども医療費の助成制度があることから
も、家で様子を見るよりも、とりあえず受診することが最善だと考えていました。
そして処方された薬を疑問に思うこともなく、きちんと飲ませることが親としての務
めだと思っていたのです。

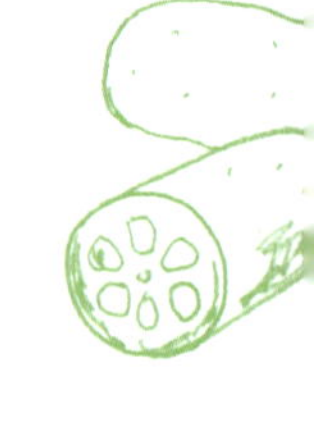

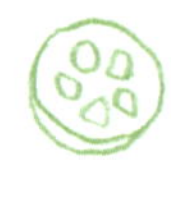

しかし、薬膳を学んでからは、病院に行く前に、

・なぜ熱が出ているのか？
・休めば治る症状なのか？
・家でできることは何か？

まずはそんなことを考えるようになりました。体調が悪いと訴えるこどもに対しても、詳しく身体の変化を見たり、体調の悪さに寄り添えるようになりました。何より今出ている症状の「原因」がわかるだけで、こんなに安心できるのか！　と感じることができました。

こどもが熱を出すと、夜通し看病をしたり、日中も仕事のスケジュールを調整したり、バタバタです。日常のペースを乱される弊害から、以前は体調が悪くなるわが子に対してイラッとしてしまうことがありました。そして、大事なわが子の具合が悪いのに、そんなふうに思ってしまう自分に嫌だなと感じることも多かったのを思い出し

ます。本書を読んでいただいている方の中でも、同じような経験をお持ちの方もいらっしゃるのではないでしょうか。しかし、薬膳を学んだことで、

「自分にもできることがある」

と思えたことは、母親としての自信と役割を与えてくれました。

熱を出して苦しんだときには桑の葉茶を、アレルギーで身体が痒くてしょうがないときは小豆の料理やお茶を、咳で何度も起きて眠れない夜には白きくらげの味噌汁を、など、薬を飲ませる、病院に連れていく以外に、わが子に対して自分にしかできないことがあるというのは、親としての価値を確認できる機会にもなります。

「病気＝薬」だけではない選択肢を知っていることは、こどもの命を守る母親として、自信を持って生きる理由にもなるのです。

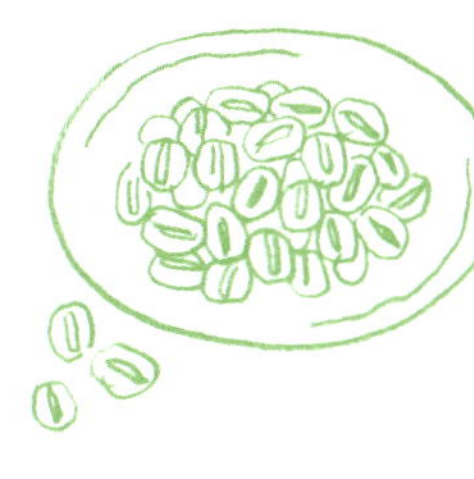

こどもの身体の可能性と特徴

成長期のこどもの身長は1年間でどのくらい伸びるかご存じでしょうか？　成長のピークは11～13歳の頃に迎えますが、なんと1年間で女子は約6.5㎝、男子は約8㎝も伸びるという調査結果があります（文部科学省：令和4年度学校保健統計参考）。

では、ここで考えてみてください。

こどもたちの身長の伸びをつくり出す「原料」は、何だと思いますか？

「はじめに」でもお話ししたように、こどもの身体をつくっている原料は「食べ物」です。そう、私たちが毎日作るごはん、選ぶ食事や食材が、こどもの身体をつくっているのです。

こう考えると、いかに親の食選びの知識が重要なのかが、再認識できるのではない

では、

・こどもの身体に合った食べ物を1年間食べ続けたとき

・こどもの身体には本当は合わない食べ物を1年間食べ続けて身体をつくったとき

どんな違いが起こるでしょうか？

ご想像の通り、その結果は明らかかと思います。

こどもに合った食べ物を食べるからこそ、健康な身体づくりはできますし、健やかな成長をサポートできる「原料」にもなるのです。逆に言ってしまうと、こどもの身体に合わない食材を食べ続けることは、成長の妨げになったり、不調を生む原因にもなるのです。

薬膳では、女子は21歳頃、男子は24歳頃までの身体はまだまだ成長途中の未熟な状態とされます。当然、消化器官も未熟なため、消化しにくい食材を食べ続けさせてしまうと、身体にダメージを与えるなどの弊害も起こりやすくなります。

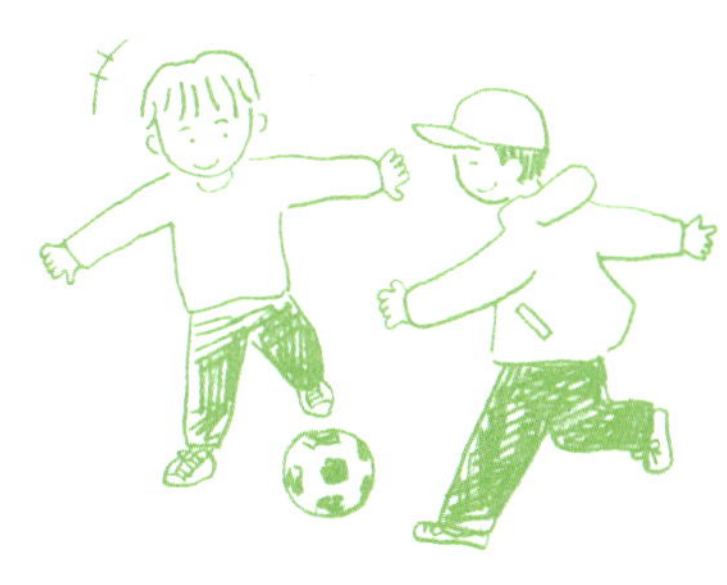

ここまで読んでみて、もしかしたらこれまでの食事が間違っていたかもしれない、と不安に感じてしまった方もいるかもしれませんが、大丈夫です。**こどもの身体は日々成長しています。**その変化はまだまだ未知数で、いい変化も大いに期待できます。これは今まさに、身体の不調があって困っているこどもにも当てはまります。

私はこども薬膳を学ぶ皆さんに「**決まった未来はない**」とお伝えしています。どんなこどもに対してもできることは必ずありますし、それによって未来も変えられます。そして、変える努力は決して無駄にはなりません。大事なわが子の身体のためにできることをやってあげることに、早いも遅いもないのです。

ただ1つお伝えするとしたら、**こどもは今を生きている**ということ。気がついたときが人生で一番若い日です。親がこどものためにできることに気がついたら、あとは始めればいいのです。

本書を読む中で、できることが1つでもあればぜひチャレンジしてみてください。その1つがやがて2つになり、3つになり、こどもの身体を変えていきます。

こどもの薬膳、大人の薬膳

大人の薬膳とこどもの薬膳って違いはあるの？　よくいただく質問です。
実は、こどもの薬膳と、大人の薬膳との違いはそれほどありません。しかし、こどもの身体は**「大人の身体の縮小版ではない」**ということは、まずおさえておきましょう。

ここでは、こどもの身体の特徴と、注意点を3つに分けてお伝えします。3つのポイントを知ることで毎日の食生活やこどもとの生活で気をつけることがわかります。

【こどもの身体の特徴と注意点】

① 日々成長し、パワーにあふれている身体であること

薬膳では、**こどもは陽のエネルギーにあふれている存在**だと考えられています。た

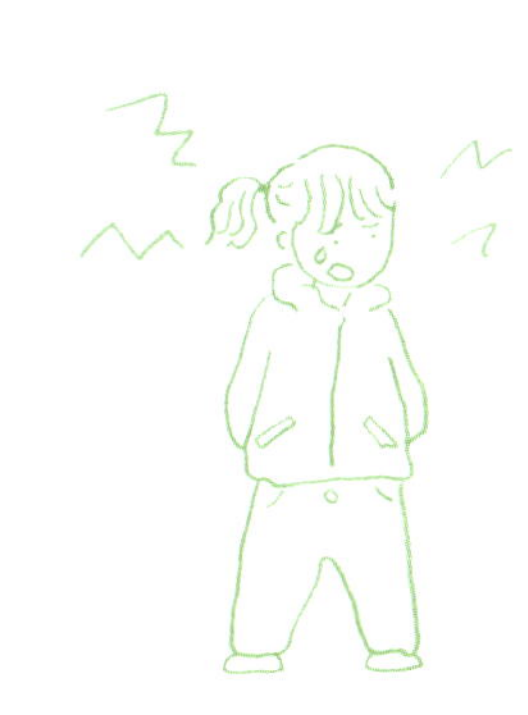

とえ疲れていても、少し寝ればあっという間に回復したり、今まで元気だったのに、突然発熱し、あっという間に高熱になることも、パワーあふれるこどもだからこその身体の特徴です。

このことから、こども薬膳では、エネルギーを足しすぎないことが大事になります。極端な例ですが、エナジードリンクや、薬膳で使われることもある高麗人参などは、エネルギーを足すものです。なので、成長途中のこどもには、エネルギーを足しすぎることになり、体質によっては不調などの弊害が起きやすいと考えられます。

② 内臓器官がまだ未熟な状態

エネルギーあふれるこどもの身体ですが、内臓器官はまだまだ発達途中です。たとえ大人並みに身体が大きくても、食べ物を吸収、消化、排泄する力は未熟な状態。消化に負担のかかる食べ物を食べすぎることで、熱を出したり、吐いてしまったり、癇癪(かんしゃく)を起こしたりします。

こどもが好きだからといって、消化に負担のかかる揚げ物やお菓子をたくさん食べさせると、身体（内臓）に負荷がかかりやすくなってしまうので注意しましょう。

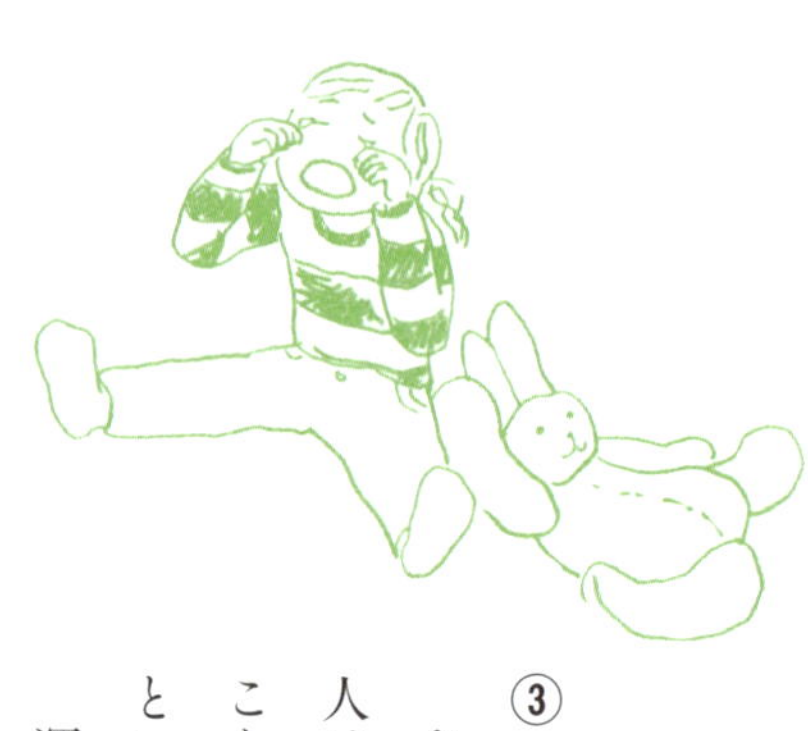

③ 心も身体も未熟で経験値も低い

私たち大人も新しい場所に行くと、緊張することがありますよね。そんなとき、大人は経験値から対処法がある程度わかっていても、こどもは経験値が低いため、先のことを予知できません。また、心も身体も未熟なため、ワクワクする、ドキドキするという感情の偏りが、体調の変化に影響を及ぼすのも特徴です。

運動会や発表会の前に高熱を出したり、友達と喧嘩した後に学校に行こうと思ったらお腹が痛くなったりするのがいい例です。

大人なら経験値とそれまで培った精神力で身体の不調にまでは至らなくても、こどもの場合は、すぐに体調に現れることがあるということを知っておきましょう。

こども薬膳では、これら3つのポイントを考えて体調を観察したり、料理を作ったりすることをおすすめしています。

たとえば、こどもが癇癪を起こして泣きわめいた場合、これまではイライラしたり、つい怒鳴ってしまって、その後叱ってしまったことに悲しくなったりしていたかもしれませんが、身体が未熟でまだまだ心のコントロールできないのかな、と考えられるようになると、イライラも不安も解消されるでしょう。なおかつ、薬膳ではその先にどんな料理を作れば、心と身体を整えられるのかを順序立てて考えることができます。

こどもの健やかな心と身体の成長を助けることができ、ママの心の安定を図ることができるのが、こどもの薬膳の特徴ではないかと考えています。

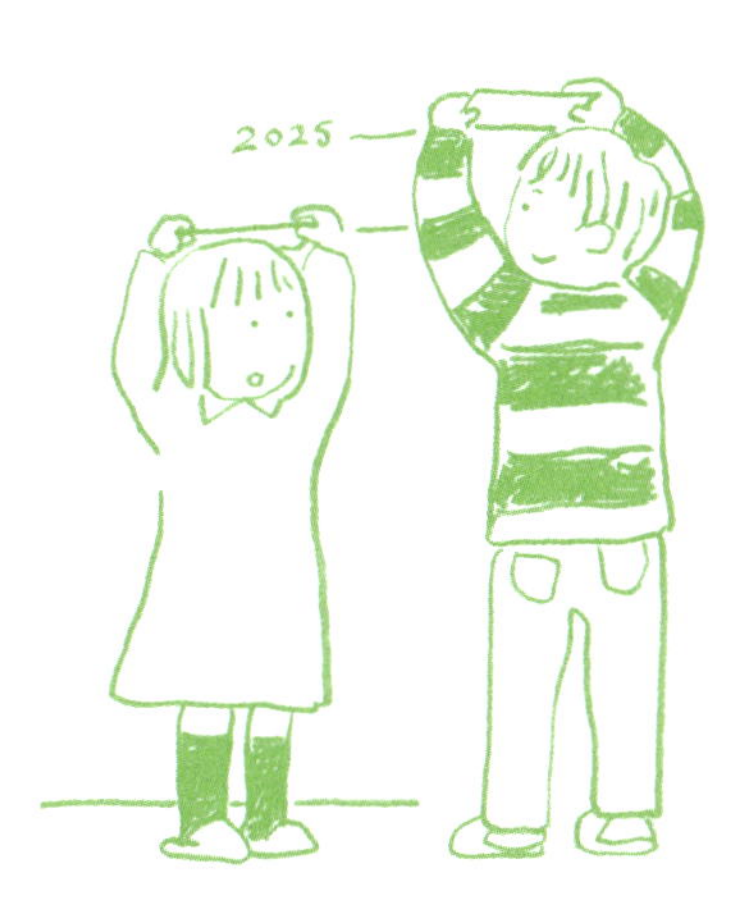

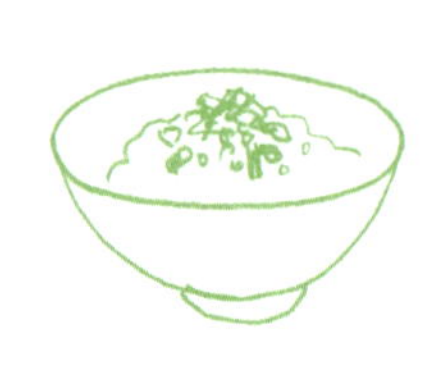

薬膳の基本となる考え方

ここでは、薬膳を毎日のごはんで実践するために大事になる、基本の考え方をご紹介します。

薬膳では、**食材1つひとつに身体に作用する効能がある**とされています。そして、季節や体質など、その子その子に合わせた食材を食べることで、健康を保つことができると考えられています。薬膳において欠かせないのが、「五行学説」という考え方です。

これは、自然界すべてのものを5つに分けて考える方法で、季節や身体、色、感情など、自然界に起きるすべての現象を、33ページの図のように「**木**(もく)、**火**(か)、**土**(ど)、**金**(こん)、**水**(すい)」の「**五行**」に分類します。

また、図の外側の矢印(相生(そうせい))は、相手を育てる関係であり、子を助ける母と子のような関係と考えます。「木が母なら、火が子」となります。そして、内側の点線の矢印（相剋（そうこく））は、相手の働きを抑制する関係と考えます。この外側と内側の矢印のバランスが保たれている状態が、健康であるとされます。

つまり、私たちが目指すこどもの健康はこのバランスが保たれた状態のことを指します。少し難しい考え方ではありますが、母と子の関係もバランスが大事だということを考えるキッカケにもなることでしょう。

そして、五行の考えでは、人の身体も自然界と同じように5つに分けられます。33ページの図にあるように、「**肝、心、脾、肺、腎**」の**五臓**から私たちの身体は成り立ち、生命活動を支えています。各臓腑には、次のように生命活動に欠かせない重要な役割があります。

肝→血を貯蔵する場所。ストレスによる癇癪や、イライラする気持ちにも大きく関係する臓腑です。

心→血の循環に関係する場所。精神活動にも大きく関わる臓腑です。不眠やうつ、物忘れにも関係します。

脾→消化吸収に関係する場所。飲食物から取り込んだ栄養を、全身に行き渡らせま

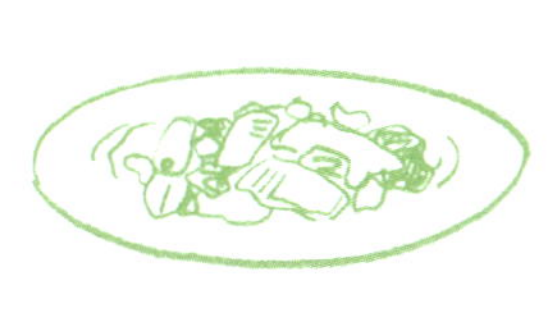

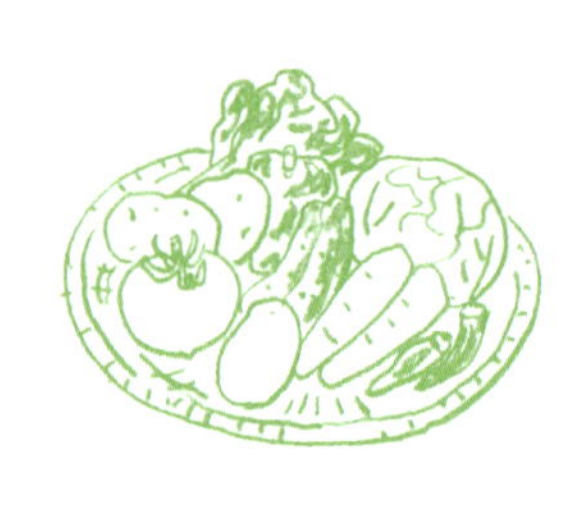

す。

肺→呼吸運動を行い、水分を調整する場所。肌トラブルや鼻炎、アレルギーとも関係します。

腎→成長と老化、生殖に関係する、人体の根幹ともいえる生命エネルギーを蓄える場所です。

そして「五行学説」とともに大事な2つ目の基本の考え方が「気(き)・血(けつ)・水(すい)(津液(しんえき))」です。

これは、気・血・水(津液)が人体に過不足なく存在し、滞りなく巡ることで、人は健康でいられるという考え方です。不足することや、何らかの原因で巡りが悪くなると、身体の不調として現れます。32ページの表にあるように、それぞれの不調の特徴と、改善食材があるので、まずはここだけでもチェックし、お子さんの状態に合いそうな食材を取り入れることから始めてもいいでしょう。

◆五行学説　→すべてのものを5つに分ける考え方

◆気・血・水（津液）→人体を構成する基本物質

こども薬膳では、主にこの2つの薬膳の考え方を使いながら、こどもの不調症状の原因や解決法をお伝えしています。

これは少し難しい話ではありますが、これらを知っておくことで、こどもの不調を冷静に考え、対処することができます。

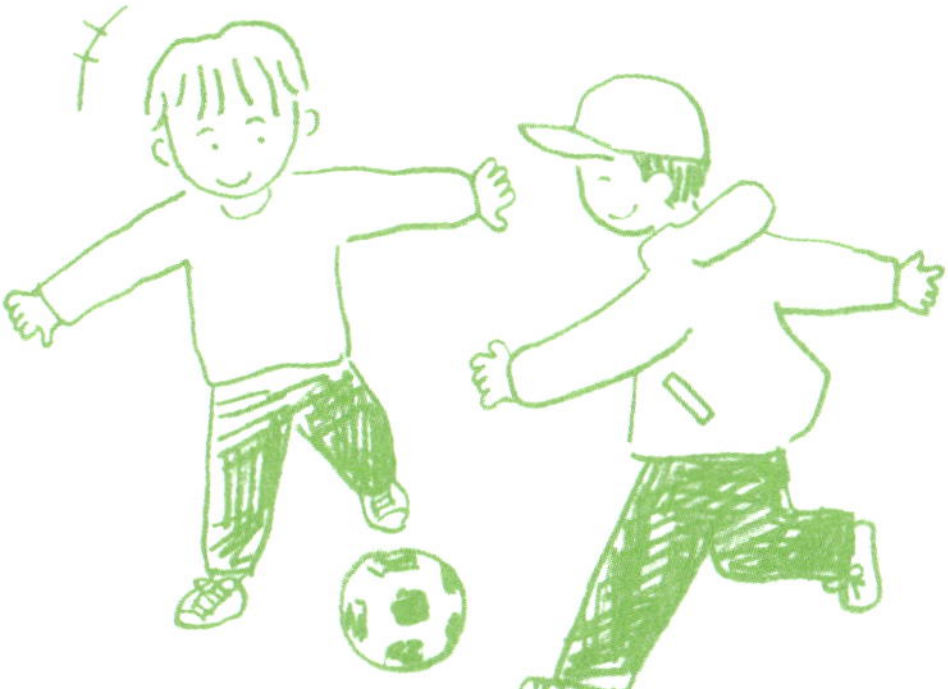

気・血・水（津液）
不足や滞りでこんな不調が現れます！

		症状	改善食材
気	不足	疲労・倦怠、風邪のひきやすさ息切れ、抵抗力の低下	山芋、うるち米、きのこ類、豆乳、鶏肉、タラ、ブリ、栗、なつめなど
	滞り	体の痛み、イライラ感が強くなったり、弱くなったりする症状	ピーマン、そば、柑橘類、ジャスミン茶、キャベツ、ローズマリーなど
血	不足	顔が青白い、不眠、情緒不安定、皮膚の乾燥、爪の欠け、疲れやすさ	レバー、鰹、貝類、人参、黒きくらげ、レーズン、ほうれん草、ひじきなど
	滞り	目のまわりの黒ずみ、唇や舌が紫色、刺すような痛み（頭痛や生理痛）	玉ねぎ、青梗菜、黒豆、納豆、鮭、サンマ、シシャモ、イワシなど
水	不足	肌や唇、目の乾燥、空咳、乾燥便、ほてり感、暑がり、喉の渇き	ホタテ、イカ、豚肉、大根、蓮根、豆腐、りんご、トマト、梨、柿など
	滞り	体のだるさ、鼻水や喘息、乗り物酔い、むくみ、吐き気、吹き出物、下痢	ハトムギ、小豆、とうもろこし、もやし、枝豆、サバ、昆布、わかめなど

おさえておきたい薬膳の考え方

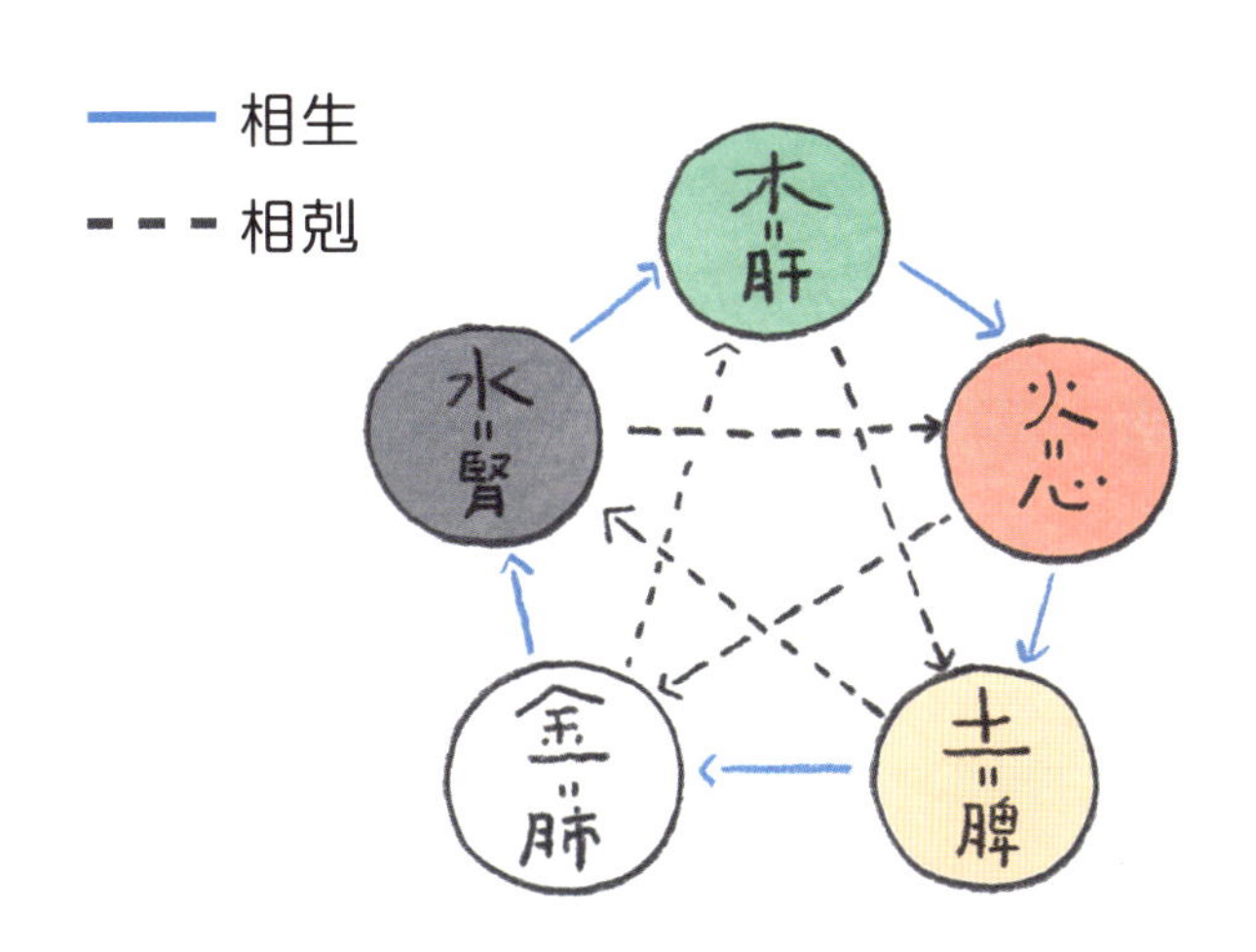

気
生命活動の源
エネルギー

血
全身に栄養を
与える

水（津液）
血以外の
正常な水分

〈気・血・水（津液）とは〉

人体を構成して生命活動を
維持する基本物質です。

3つの物質が過不足なく存在し、
滞りなく体を巡り、
バランスが取れている状態が
理想だと考えられています。

薬膳でこどもの身体を健康的に変える 3つのステップ

薬膳の基本を知っておくことで、本当にわが子の不調に気づけるの？　疑問に思った方も多いかもしれません。しかし、次の3つのステップに沿って見ていくことで、今、お子さんに現れている不調の原因を見つけ、解決することができます。

ＳＴＥＰ１　身体の不調箇所を探す
ＳＴＥＰ２　食材をチェックする
ＳＴＥＰ３　料理を作っておいしく食べる！

すでにお話ししたように、各臓腑が正常に働かなくなると、不調が現れます。ということはどのような不調が現れているかによって、次ページの図のように、どこの臓腑が関わっているのかがわかるのです。

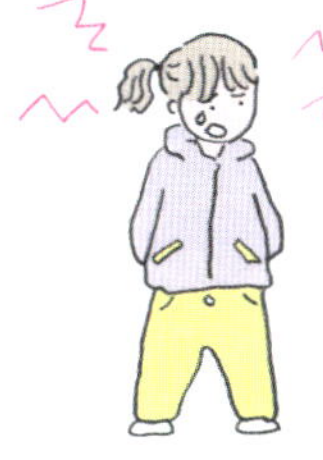

最近、うちの子はイライラすることが多いみたい…どこが不調なの？

［STEP 1］身体の不調箇所を探す

不調になると出る症状

イライラや癇癪
目の不調
筋肉のつり
痙攣（けいれん）
爪の欠けやすさ

怖がり
恐怖心がある
成長の遅さ
頻尿　夜尿
歯や骨の不調

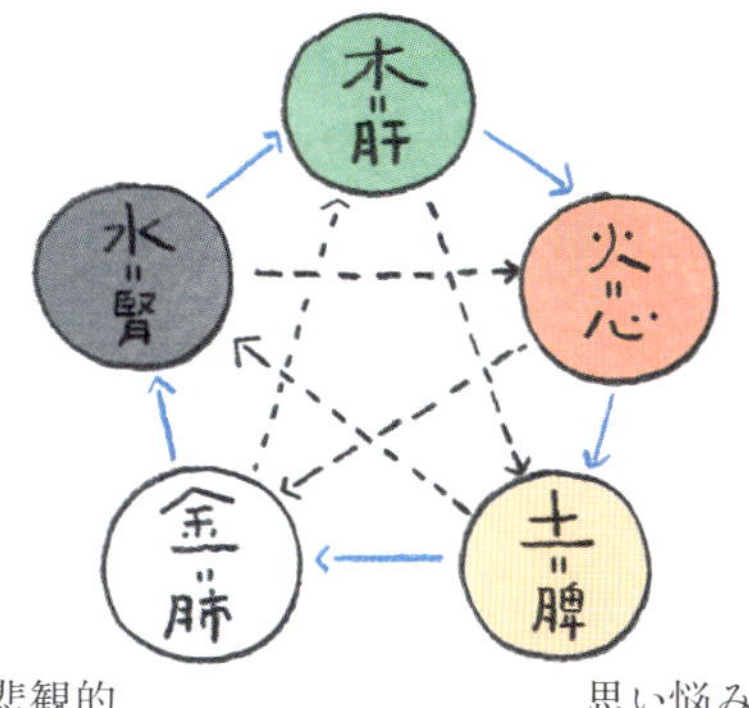

精神不安
落ち着きがない
集中力の低下
不眠
動悸

悲観的
皮膚の乾燥
風邪のひきやすさ
鼻水や痰
咳や呼吸器系不調

思い悩みやすい
胃腸の不調
食欲不振や過食
軟便や下痢
むくみ

［STEP 2］食材をチェックする

どんな食材が必要なの？

柑橘類、
セロリ、人参
ホタテ、あさり、
レバーなど

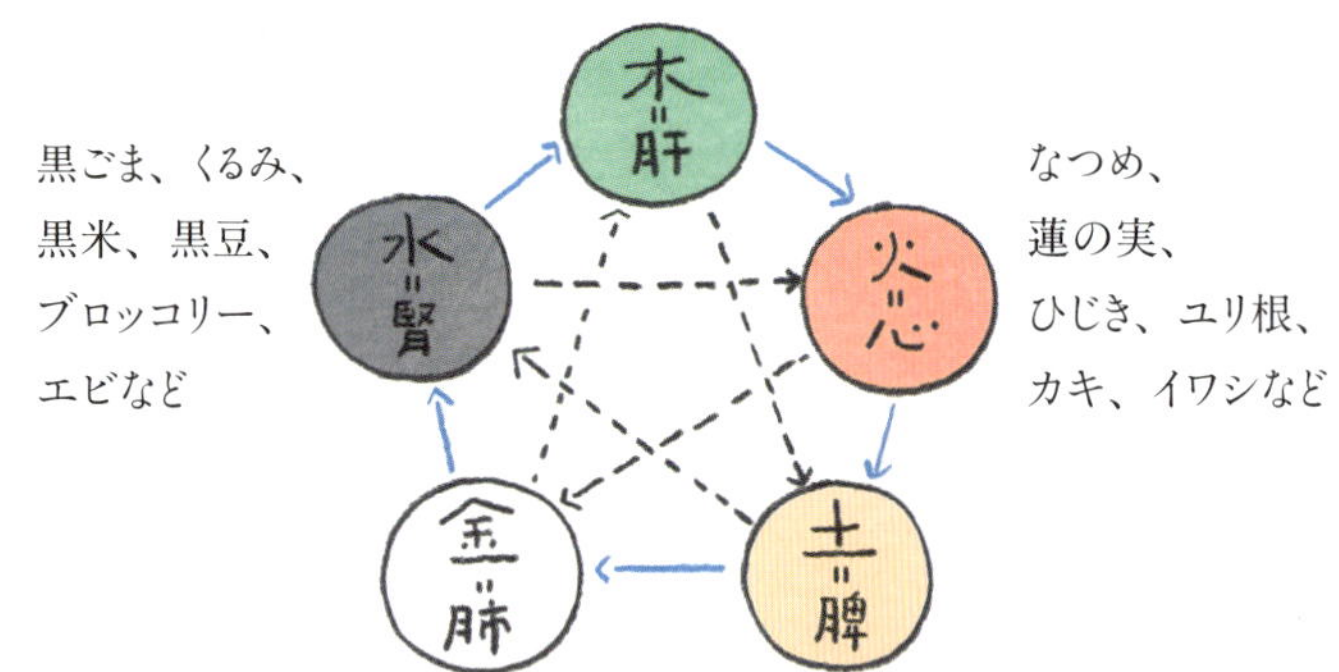

長芋、芋類、豆類、
穀類、麺類、肉・
魚類、きのこ類など

蓮根、白きくらげ、
干し柿、梨、はちみつなど
（はちみつは1歳未満のお子さんへの使用は避けましょう）

そして2つ目。薬膳の面白さは、**原因がわかれば対処ができる**というところ。それも、身近な食材で身体に合わせたケアができる！　これは、家族の健康を守る親としてはとても嬉しいポイントではないでしょうか。

［STEP 3］料理を作っておいしく食べる！

献立の考え方

うちの子はイライラすることが多いから
肝の不調かな

↓

よく眠れないこともあるから
これは心の症状かな

肝の食材
人参、あさり

＋

心の食材
イワシ

この食材で
今日は人参とあさりのスープと
イワシ丼を作ろう！

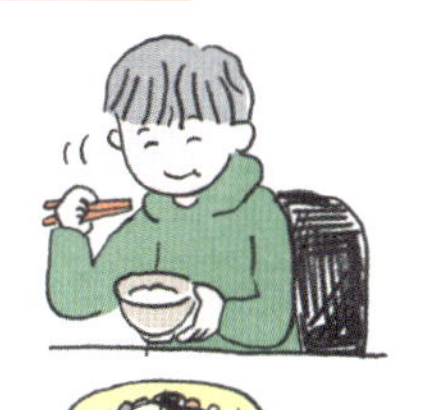

最後のステップである③では、①でチェックした不調症状を書き出し、②の図で該当食材をピックアップします。

いくつか食材が書いてあるので、お子さんが食べられるもので大丈夫です。後は、調理法を考えるだけでお子さんの不調を改善できる食事が完成します。

不調は、どこか1つだけに偏ることは少なく、複数箇所にまたがってチェックが入ることが多いです。また、こどもはその日によって体調や気持ちも変わるので、その都度チェックしてあげることも必要です。

そして、STEP1の図には、身体の様子以外に、心の様子もあります。お子さんの癇癪が止まらなかったり、何をするにも悲観的になってしまったり、そうした心の揺れは身体の不調と大きく関係しています。

私が薬膳を子育て世代の方々へお伝えする理由は、こどもたちの「心の状態」のケアができる部分にあります。

イライラがひどい、癇癪持ち、消極的、怖がりなど、すべては身体からのサイン。心と身体はつながっていることを、こども薬膳を通してより感じることで、大変な子育て時代の救いになればと考えています。

Column

こども薬膳でこんなに変わった！

夜眠れず、学校に行こうとすると お腹が痛くなる子（小学5年生の女の子）

眠れないまま朝になり、学校に行こうとするとお腹が痛くなるので、学校に行ける日が少なかった娘さん。病院に行ったところ「過敏性腸症候群」だと診断されたそうです。当時は、友達に言われたことが気になって、自分の性格を悲観したり、不安な気持ちになることも。

この時点で「心」と「脾」を整えることが大事だと思いましたが、お母さんが一番気になっていたのが「眠れないこと」だったので、まずは、眠れる身体づくりを行いました。薬膳では「血」が不足することで眠りが浅くなり、睡眠障害になることから、気持ちの不安定さが出ると考えられています。そこで、レバーや豚肉、貝類など、「血」を補う食材をすすめました。２カ月ほどで変化が現れ、よく眠れるようになったそうです。そして気持ちも落ち着き、お腹の調子もどんどんよくなってきました。また、インフルエンザや風邪をひいても回復が早くなったり、友達からは、「なんだか性格が明るくなったね」とまで言われるようになったそうです。食べ物を変えるだけで、身体だけでなく、心や性格まで変わり、本当に驚きましたと話されるお母さん。

お母さんの心の安定や笑顔は、今後も娘さんにもいい影響を与えていきそうです。

Column

こども薬膳でこんなに変わった！

新しいことが心配な繊細っ子（5歳の女の子）

「自分のことが好きになれない」

まさか5歳のわが子がそんなことを言うなんて……自分の育て方が悪かったのかとショックでした、とお話しされたお母さん。

まず私がお伝えしたのは「お母さんのせいではないですよ」ということ。薬膳では、新しいことに挑戦しにくいことも、心配になることも、身体からのサインで、その子の体質が影響していると考えます。

最近、お子さんの中でもよく聞かれるHSC（Highly Sensitive Child）気質といわれる、繊細ちゃん。悩んでいる親御さんも多いのですが、薬膳では消化器官である「脾」の不調が関係しているとされています。HSCの子は、「気」も滞りやすく、小さなことも気になりがちなので、「これを食べれば大丈夫」、と思えるお守り食材を見つけるのがおすすめ。香りのいい柑橘類は「気」を流す効果があるので取り入れてみました。

不安な気持ちが膨らんだときに、柑橘類を活用すると、悩んでいた気持ちが嘘のように改善。スタスタと保育園に登園できたそうです。繊細な子は不安な気持ちが内臓を弱らせる原因にもなるので、気持ちを切り替えることも大事です。その後、小学校入学など、不安定になったこともあったようですが、薬膳を取り入れることで乗り越えることができました！　と、嬉しいご報告をいただきました。

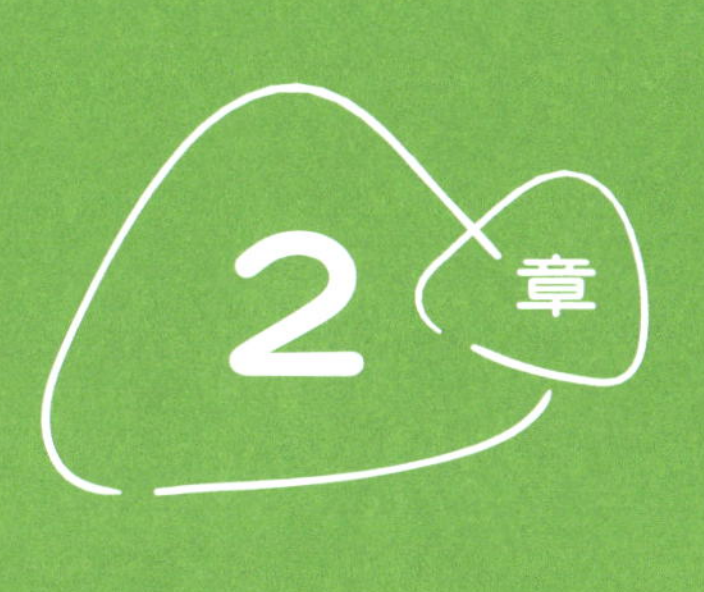

2章 薬膳で克服！ こどもの好き嫌い、食の悩み

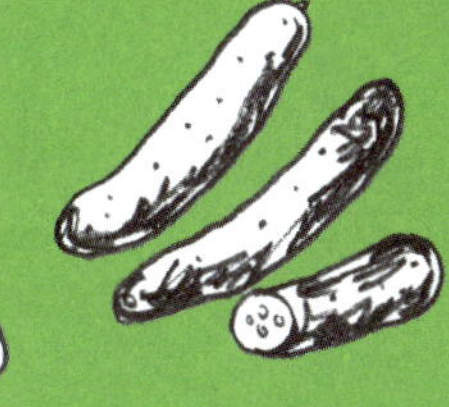

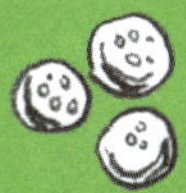

好き嫌い、少食、食事の悩みも薬膳の工夫で改善できる？

子育て世代の方々の食の悩みで一番多いのが「こどもの好き嫌い」に関するお悩み。

- **好き嫌いが多くて食べてくれない**
- **せっかく作ったのに残されてしまう**
- **偏食で同じものしか食べない**

親としては、できればこどもには何でも好き嫌いなく、おいしく食べてほしい。そしてできることなら、「おいしかったよ！　また作ってね」の声が聞きたい……。

わが家も好き嫌いのかなり多いこどもたちだったので、苦労しました。毎食イヤイヤ食べられたり、残されたりすることでいつしか料理に対するやる気もダウン。

食べてくれるものだけを作り、外食をしたり、買ってきた味の濃いめのお惣菜が食

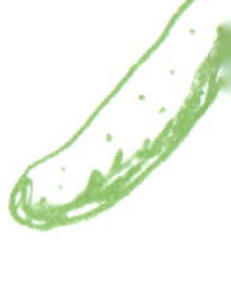
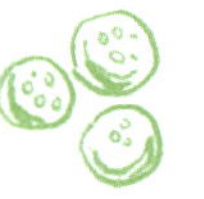

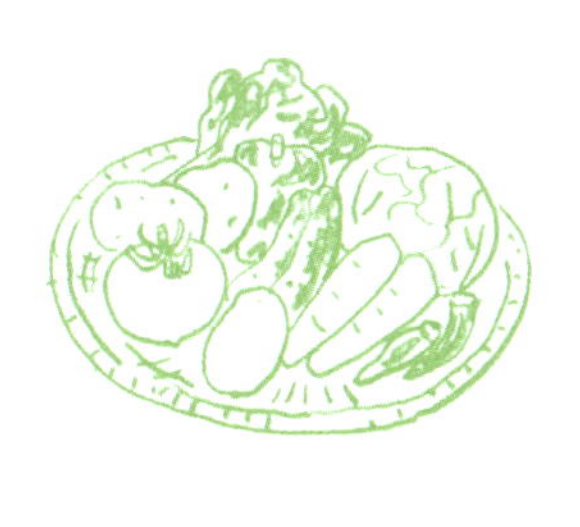

卓に並ぶことも多くなった時期がありました。こどもの好き嫌いの理由は様々。しかし、好きなものだけを食べていた結果、風邪をひきやすくなったり、機嫌が悪い日が多かったり、最後にはアレルギー性喘息にまで……。

本当は、身体にいい健康的な食事をとってほしい！

そんな方々に、私のおすすめする薬膳の取り入れ方をお悩み別でご紹介します。

実際に、今回ご紹介する方法を試されたお母さん方からは、

・食事にまったく興味を示さずに食事中も立ち歩いてばかりだったのに、今では料理を作ってくれるまでに成長しました！

・食べないからと思って普段使っていなかった食材も、調理法を変えることで意外に食べられることがわかりました！

など、嬉しいお声をたくさんいただいています。

どれも今日からでも簡単に取り入れられる方法なので、ぜひお家のごはん作りに生かしていただけると嬉しいです。

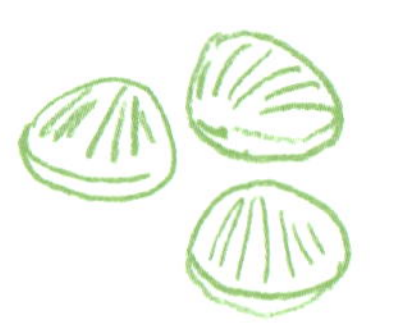

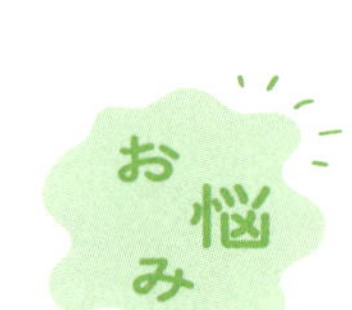

好き嫌いが多くて困っています

そもそも、こどもの本能として

・苦みのある食材
・酸味のある食材

この2つの食材は、毒性のあるもの、腐敗しているものだと本能的に判断して、自分の生命維持の危険を避けるために食べないことが多いです。

もしお子さんが、そういった食材を苦手だと思って拒否している場合は、防衛本能が強くて素晴らしいことだ、と考えてみてはいかがでしょうか。

ここでお伝えする好き嫌いがある子への対応で注意したいのが、「**嫌いな食材が食卓から消えてしまうこと**」です。特に**季節の食材は、その季節特有の不調を改善する**

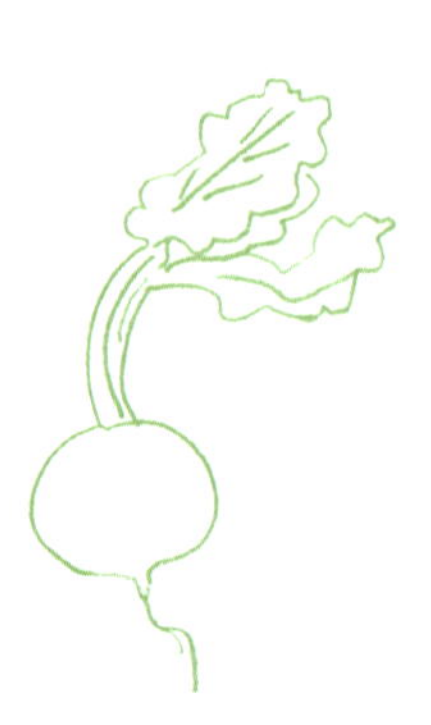

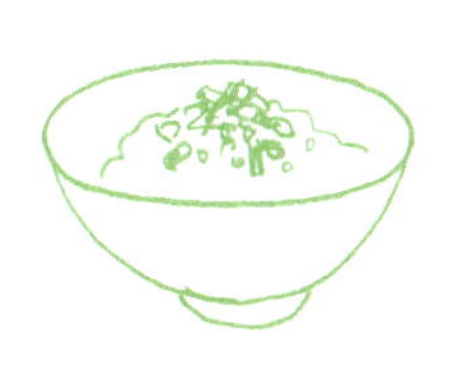

ものも多いので、旬の食材を食べる機会がなくならないように気をつけましょう。

たとえば、大人用に旬の食材を使ったおかずを一品作るなど、食卓に取り入れて、こどもの目に入るようにしておくのもポイントです。

お子さんが残して食べなかった場合は、親が食べて「食材のパワーで元気を補えた！」と考えてみるのもいいですね。今は食べなくても、親がおいしそうに食べているのを見たこどもには、いつか食べるタイミングが訪れるかもしれません。

実際に、私が見てきたお子さんたちの中には、普段食べないのに、ふとした拍子に食べたというケースも多いです。そしてその食材が、お子さんに出ている不調を改善する食材だった、というから驚きです。本能的に自分の身体に必要な食材を感じ取ったのかどうかわかりませんが、そんなことも、こどもの面白さだなぁと感じます。

食べない、ということは、単純に身体が必要としていない。または、受け入れ態勢が整っていない、ということもあるようです。

なんで食べないんだ！

好き嫌いが多くて困る!!

そんなふうに考えてしまうこともありますが、こどもたちに好き嫌いなく食べてほしいのは、決して「ごはんを作った手間が無駄になってしまうから」という理由だけではないはずです。

「健康に育ってほしいから、好き嫌いなく食べてほしい」

そう思っているなら、食べない理由は何だろう？　と発想の転換をしてみるのもいいですね。


お子さんが食べない食材は何ですか？

そして、その理由は何だと思いますか？

今の想いや、お子さんの様子を書き出してみましょう。

解決アドバイス

その食材、何で嫌いなのでしょう？

メモ

お子さんが食べない食材は何ですか？
そして、その理由は何だと思いますか？
今の想いや、お子さんの様子を書き出してみましょう。

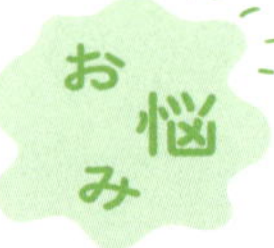

野菜嫌いですが、無理やりにでも食べさせたほうがいいですか？

まず、栄養に偏りが出るからといって、無理やり食べさせることに関しては、本当におすすめしません。そうすることで、こどもにとって嫌な経験として記憶に残ってしまい、後々食べられる可能性をなくしてしまったり、親になったときに同じことをこどもにしてしまう負の連鎖が生まれてしまうからです。

そしてこどもの場合は特に、イヤイヤさせることは自由を奪う考えになりかねません。これは食のことだけでなく、「怒られるから言うことを聞く」という思考になってしまうこともあるからです。そんな大げさなと思うかもしれませんが、自分で考えて解決するチャンスを奪ってしまうことにもなりかねないので、注意しましょう。

もちろん、多少の我慢や、頑張って食べてみるという姿勢はある程度必要です。

しかし、**嫌がるのに無理やり何度も食べさせたり、食べるまで食事を終わらせないなどのペナルティ的な解決方法は避けるべき**です。

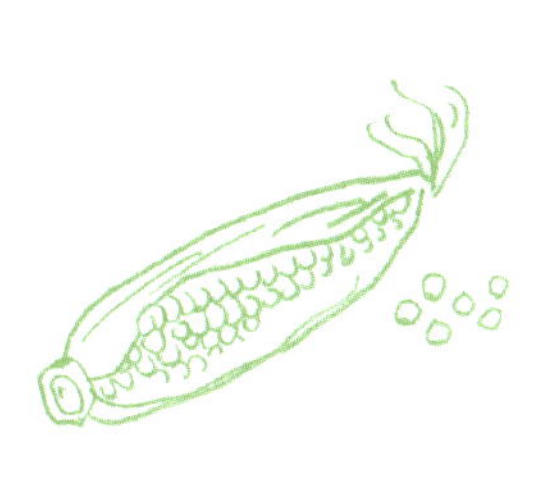

ここで、薬膳の調理法を解決アドバイスの1つとしてご紹介します。

薬膳では、「**隠薬於食**（いんやくおしょく）」という考え方があります。本来、食用にするには苦い薬効のある食材を食事に隠して調理し、食べる方法のことをいいますが、これをこどもの好き嫌いにも活用できると私は考えています。たとえば、

・嫌いな食材を細かく刻んでハンバーグなどの料理の中に入れる
・あさりなどでだしをとり、食材の効能がたっぷりと出た汁のみを飲む

こんな方法で食べさせることでも、立派な効果を発揮します。

ピーマンをみじん切りにして食べることができても、丸ごと食べられなければピーマンを食べたことにはならない。そんなことを考えたりはしていませんか？

薬膳では、効能をしっかりとれれば食べる方法は問われません。繰り返しお伝えしますが、私たちがこどもに好き嫌いなく何でも食べてほしいと願うのは、健康に成長してほしいから。ということは、たとえピーマンを丸ごと食べられなくても、他の方法で食べられるのならいいのではないかと思うのです。

無理やり食べることは、実はもう1つの弊害を引き起こすといわれています。

それは、消化に負担がかかること。

薬膳では身体を動かすためのエネルギーのことを、「**気**」と呼びます。「気」が身体の中を自由に滞りなく巡っている状態がいい状態、つまり健康な状態であると考えられています。一方、何かを必死に我慢したり、ストレスを感じたりすることで気の巡りが悪くなると、身体に不調をきたすとされています。

嫌いなものを無理やり食べるという行為は、気の巡りの悪化を招くだけでなく、臓器の働きも悪くなり、消化吸収が正常に働かなくなるのです。消化吸収が正常に行われないと、吐き気やゲップ、下痢や腹痛の原因、感情の揺れにもつながってきます。

このように、無理強いすることの弊害は多岐にわたることが考えられるのです。

解決アドバイス

無理やりはNG！

食材を丸ごと食べなくてもOKの薬膳調理法を試そう！

メモ

お子さんの苦手な野菜は何ですか？
その食材克服のために有効だった方法を
残しておきましょう。

ついつい、こどもが食べたがるものばかりあげてしまう

酸味のある食材、苦みのある食材は本能的にこどもは避ける傾向にある、と前述しましたが、逆に本能的に自分の身体の不足を補うものや、身体の組織をつくるような食材を好んで食べる傾向もあります。

特に穀類や豆類、芋類などは好んで食べる子も多いのですが、これらはこどもの身体の組織をつくる大事な原料になるような食材。きっと身体が本能的に求めているのでしょう。

しかし、特定の食材だけを食べ続けることにはやはり弊害もあるので、あまりにも偏ったものしか食べられない場合には注意が必要です。特に注意してみていただきたいのが、

「身体に不調が起きているか、いないか」

ということ。偏った食事をしているお子さんが、アトピーや鼻炎、喘息や風邪のひきやすさや長引きやすさなどの不調症状を抱えているならば対策が必要になるでしょう。なぜなら、

・食べられない身体の状態になっている
・偏食になってしまう理由がある
・今後の身体と心の発育に関わる場合がある

からです。

食べたいものを自分で選べることは悪いことではありません。しかし身体や心の状態が、その食べ物しか選べない状態になっていることは、いい状態とはいえません。

子育ては親育てとはよく言ったものです。

親の心と身体の状態が、お子さんに反映していることも実はよくあります。こどもは様々な方法でサインを出してきます。痼癪やわがままだったり、痛みや熱もそうで

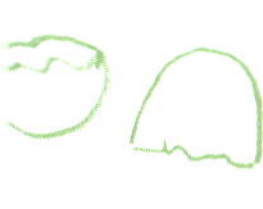
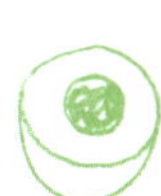
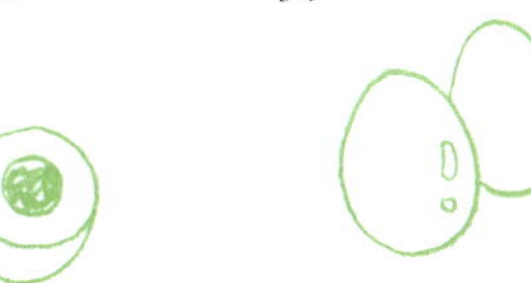

す。

こどもの行動はすべて「身体からのサイン」だと私は考えています。

「偏食になる」というサインを出して、こどもたちは身体や心の状態を教えてくれているのです。私たち親としては、そのサインをキャッチして、どう対応できるのか、何を言わんとしているのかを、考えてあげることが大切です。

お子さんが好んでよく食べる食材は何でしょう。

また、その食材をよく食べるのはどんなときですか？

お子さんの様子とあわせて書き出して、どんなときにどんな食材を食べたがっているのか、よく見てみましょう。

解決アドバイス

食べられるものばかり食べていても、大丈夫な場合もある。

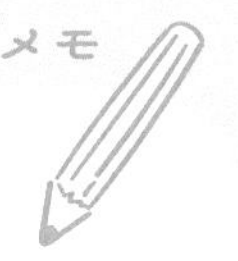

お子さんが好んでよく食べる食材は何？
書き出してみましょう。
また、その食材をよく食べるのはどんなときですか？

食に興味がなく、食事の時間が楽しくありません

うちの子は食に興味がないんです……。

実は、非常に多くいただくお悩みの1つです。

当然ながらゲームやテレビ、遊ぶことなど、好きなことには集中しますが、食に関してはまったく興味がなく、食事中も立ち歩くことがある、とそんなふうにお悩みを打ち明けていただいたこともありました。

では、その子は**なぜ食に興味がないのでしょうか？**

以前、食に興味がないという子に、なぜ食べないのかを聞いたところ、驚きの答えが返ってきました。それは……

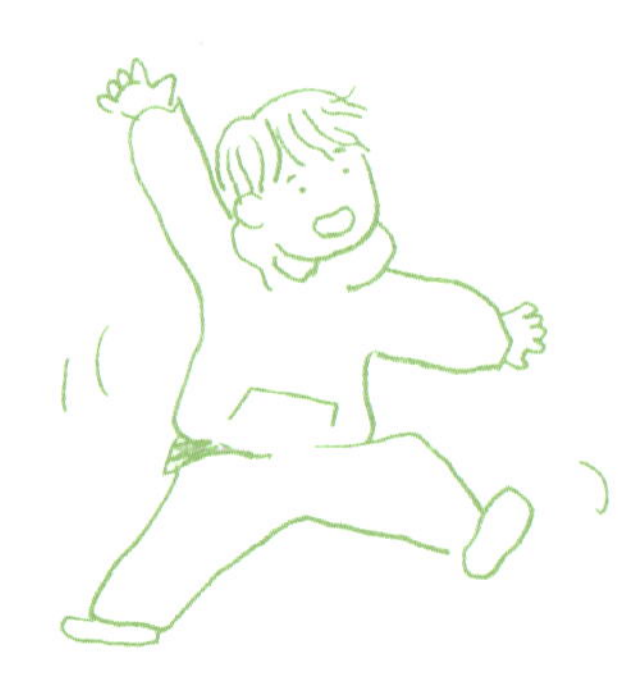

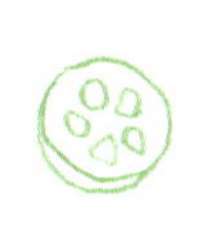

楽しくないから。

驚きだと思いませんか？　楽しくないから食べない。

大人はそんなふうに考えませんが、こどもには、そんな基準があるのだということを、思い知らされました。

その後も、親御さんがあまり食事に興味がないご家庭や、無理やりごはんを食べさせていて食卓が険悪なムードになっているご家庭などの親御さんから、同様の連絡をいただきました。これらのケースもやはり「楽しくない」から食べないという理由が考えられます。

しかし、楽しくないから食べない。これは逆に捉えるならば、楽しければ食べるのです。大きな発見だとは思いませんか？

こどもはどんなときに楽しいと思うでしょうか？

お子さんが楽しいと思う瞬間はどんなときか書き出してみましょう。

実際、書き出していただいた内容を少しご紹介します。

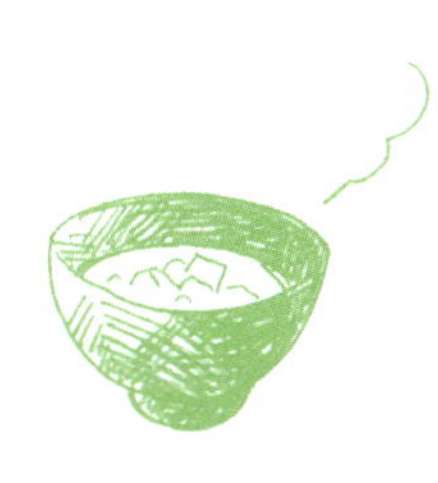

・普段忙しいお父さんやお母さん、家族と一緒に過ごすとき。
・なぞなぞやクイズ、ゲームで遊ぶとき。
・覚えたことを得意げに話す瞬間が嬉しそう。

こんなことを書いてくださったのですが、ここに食を楽しむためのヒントが隠されていました。つまり食事を楽しいものにするために、食材を一緒に選んだり、何を作ろうか話したり、料理に何が入っているかをクイズにしたり、このようにこどもが食を楽しいと思えることを取り入れていくのです。

楽しくないなら、楽しめる方法を考える。それだけで食事の時間が少しずつ変わってきますよ。

解決アドバイス

こどもは楽しいことが大好き！
遊びを通して食べる楽しみを共感しよう。

メモ

こどもはどんなときに楽しいと思うでしょうか？
お子さんが楽しいと思う瞬間はどんなときですか？

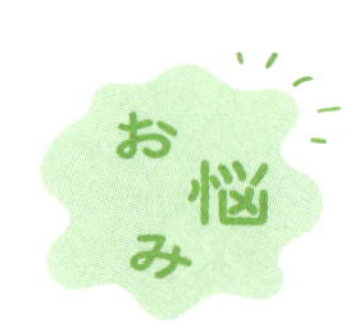

気分によって食べムラがあって嫌になってしまいます

あなたはどちらのごはんを食べたいと思いますか？

①食べたいものや、食べたい味つけが選べないごはん
②今食べたいもの、食べたい味つけが選べるごはん

当然、②のほうが食欲もわきますし、食べたい意欲もわきますよね。

飲食店での注文だって、食べたいものを選んで注文し、食べたい食事が運ばれてくるから満足するのです。では、お家のごはんはどうでしょうか？

食べたいもの、食べたい味、食べたいタイミング、すべてお母さんひとりで決めてはいませんか？

実はここで、残念なお知らせがあります。

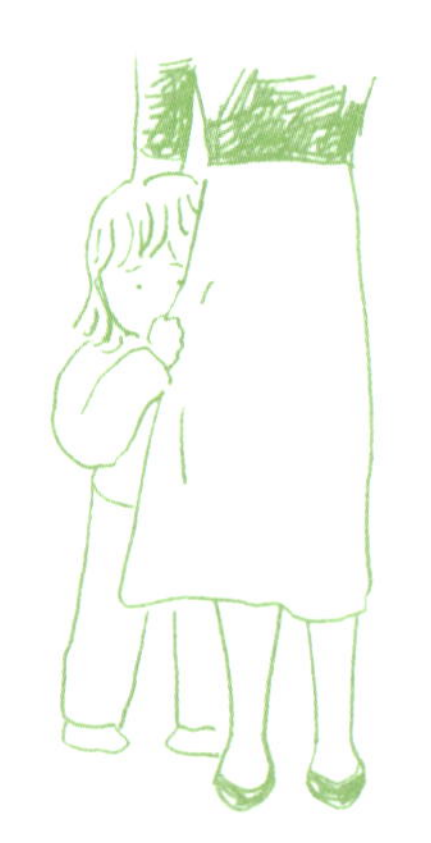

・何時間もかけて頑張って作った手作り料理
・スーパーで出来合いのものを買ってきてお皿に並べただけの料理

この2つが食卓に並んでいて、その過程を一切見ていないこどもが食事を食べたとき、こどもたちにとっての違いは、ほとんどありません。つまり、こどもにとって、買ってきたごはんと、何時間も頑張って作ったごはんは同じ価値なのです。

え〜、せっかく頑張って作っているのに、と寂しくなりますよね。

この解決法はただ1つ。

過程を共有し、見せること。

とはいえ、一から十まですべての工程を、こどもと共有する必要はありません。

・食材を選んで何を作ろうか一緒に悩む
・どんな料理にするか一緒に考えてワクワクする
・味つけを選んで好みの味を作り出してみる
・味見をしておいしい塩梅を一緒に見つける

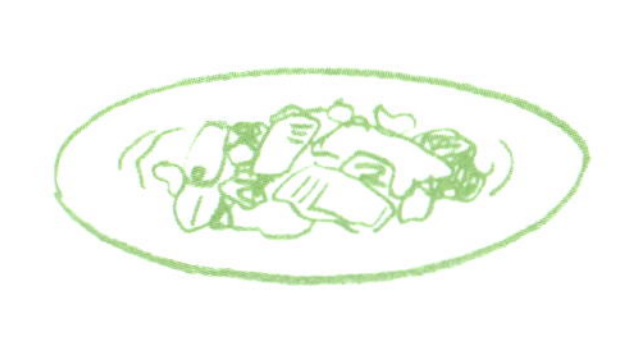

・盛りつけるお皿を選んでもらって仕上がる楽しさを味わう

うまく盛りつけられなくても、変わった味に仕上がっても大丈夫。こどもにとっては、経験値の1つとして蓄えられ、次に生かすことができるのですから。

少しでも自分が関わったごはんは、ただ並べられたごはんとはまったく違ってきます。ちょっと味つけをしただけなのに得意げに「僕が味つけしたんだよー！」と言うこどもの顔は、かわいらしくてたまりません。

あなたのお家で今日からできることはありますか？

苦手な食材を食べるとき、食べムラが出そうなときにどんなことができるかを書き出してみましょう。

解決アドバイス

お母さんひとりで作っていませんか？
こどものごはん作りへの参加が食べムラ解消の鍵。

メモ

あなたのお家で今日からできることはありますか？
苦手な食材を食べるとき、食べムラが出そうなときに
どんなことができるかを書き出してみましょう。

お悩み

おやつばかり食べて ごはんを食べてくれません

おやつばかり食べて、ごはんを食べない……これもよくいただくお悩みです。これは、おやつを食べ続ける〝こども〟よりも、おやつを食べ続けられる〝環境〟が問題かもしれません。

もう少し食べたいとき、こどもは「あとちょっとちょうだい！」と言いますよね。そんなとき、どうしていますか？

「あと少しね。わかった」と言って、おやつをあげる。あげたおやつを食べたら、また「もうちょっとちょうだい」と言われ、ダメと言うと泣かれるので、それが嫌で、またおやつをあげる。そんな繰り返しをしていませんか？

こどもたちは大人が思うよりもずっとずっと賢いし、大人のことをよく見ています。どうすれば自分の要求が通るかを、大人の表情、動作をよく見て考えているのです。

当時幼稚園生だったわが子が、自分の言葉を自由に話せるようになり、自分の要求が通ったときに言った言葉に衝撃を受けたことがあります。

「あと1回お願〜い！　って言えば、許してくれると思った」

大人のことを見ているなぁと思い知らされたものです。

おやつばかり食べてしまって、ごはんを食べないのであれば、**おやつをあげてしまう状況や、ルールを守れない関係性をまずは見直す必要があります。**

・おやつは○個、と数を決める
・1回決めた数は守る
・あとちょっとちょうだいと言われても出さない

自分で考えられるようになるまでは、このルールを崩さないように、大人が努力し

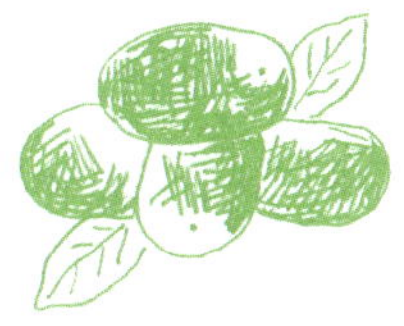

ましょう。

おやつは第4の食事ともいわれるくらいこどもにとっては大事な栄養源です。しかし、あげすぎてしまうことで、大事な食事がとれなくなるようでは本末転倒です。嗜好品であるおやつとしてよりも、補食だと考えて与えるようにしましょう（第5章参照）。

おやつのルールも、親が一方的に決めるのではなく、お子さんと一緒に考えて決めてみましょう。1つでも守れるものがあれば大丈夫ですよ。

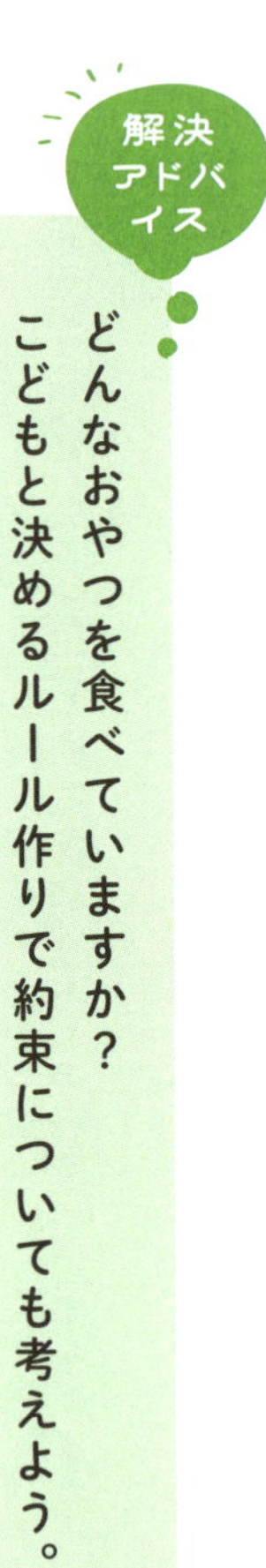

メモ

お子さんと一緒におやつのルールを決めましょう。
1つでも守れるものがあれば大丈夫です！

親子ともに怒りっぽくて、食事中もイライラしがちです

薬膳の基本となる考え方に、**すべてのものは陰陽に分けられ、互いに影響し合い、バランスをとることで物事は成り立っている**というものがあります。

この考えは、子育てにも大いに当てはまると、私は考えています。


自分がいるからこどもがいる。

こどもがいるから自分がいる。


そんなふうに親子の関係にも、薬膳の考え方が反映されるのではないかと思うのです。

わが子にイライラする気持ちをぶつければ、怒った返事が返ってくる。逆に、ニコニコ笑顔を向ければ、優しい返事が返ってくる。

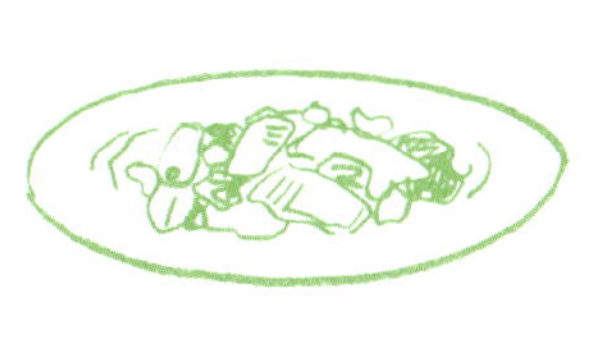

大人同士の付き合いではわかっているようなことも、わが子となると、どうしても自分の所有物のように考えてしまいがち。言うことを聞くのが当たり前。言うことを聞かない子は聞き分けのない悪い子。そう感じてしまうこともあるかもしれません。

でも少し観察してみてください。こどもの態度が気に入らず、食事中もイライラしているとき、お子さんの様子はどうですか？

もちろんわかってはいるけれど、親だって一人の人間です。どうしてもイライラしてしまうこともあるでしょう。

薬膳では**怒りっぽくなってしまうのは、身体のエネルギーの巡りが悪いから**だと考えられています。

イライラする気持ちが親子共に抑えられないようなら、食事に柑橘類や香味野菜を取り入れてみてください。

トマトやほうれん草、キャベツ、ピーマンなども効果的です。薬膳では、柑橘類は「気」の巡りをよくする効果があるほか、消化吸収をよくする働きやストレスを和らげる効果があるとされています。
いい香りだなぁと思うだけでも、「気」の巡りをアップすることができます。そして、いい香りだと思ったら、ぜひお子さんにもその気持ちを伝えてみてください。「いい香りだね。なんだか気持ちが落ち着いた気がする」。

解決アドバイス

こどもの状態は、自分の映し鏡。

このように、今感じていることを素直に言葉に出せば、お互いが持っていたイライラの気持ちが薄れてくるでしょう。こどもだからまだわからない、と考えてしまう方もいるかもしれませんが、**意外にこどもはしっかりと親のことを見ています。**
表情が緩んだ、少し笑った、そんなお母さんの表情を見て、ホッとした顔をしたら、優しく笑ってあげてください。お互いにイライラしていた食事の時間が、ちょっとずつ変わるきっかけになりますよ。

メモ

親御さんご自身、またお子さんの気分が緩んだ
言葉がけや出来事を書き残しておきましょう。

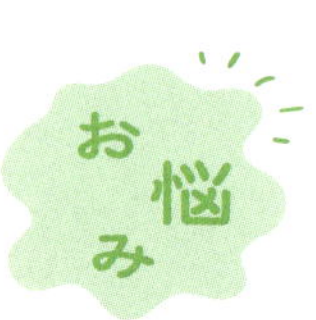

ご飯は○○グラム、野菜は一日に○種類食べるんですよね？

子育てに限ったことではありませんが、私たち日本人はどうしても正解を求めてしまいがちです。そしてＳＮＳや口コミ、書籍などから一生懸命情報を集め、正解は何か？　という、答えばかりにフォーカスして本当に見るべきことを忘れてしまいがちです。

以前、こどもが健康に過ごせるために必要な栄養素として、

「１回の食事で、１３０グラムのご飯を必ず食べなくてはいけない」

そんなふうに考えていたお母さんがみえました。

本来は、ご飯を食べて健康に成長してほしい、という願いが目的だったはずなのに、いつしかご飯をきっちりグラム通りに食べさせることが目的になってしまっていたよ

うでした。


こどもは食べたがっているのか？

活動量に対して、適正量なのか？

今日の気持ちは？　食欲は？

外遊びをいっぱいしていた日かな？


本来、見るべきこどもの様子を置き去りにして、規定の量を食べることが正解だと思ってしまっていました。

薬膳では、まずは**その子の〝状態〟を一番に考えます**。同じ年齢、同じ体重でも、その日過ごした様子や活動量、体調、食べている場所などによって食べるものは変わってくるという考えがあるからです。

まずは、お子さんをよく見てみましょう。


ご相談のあったお母さんにもそうお伝えしたところ、どんどん気持ちがほぐれてい

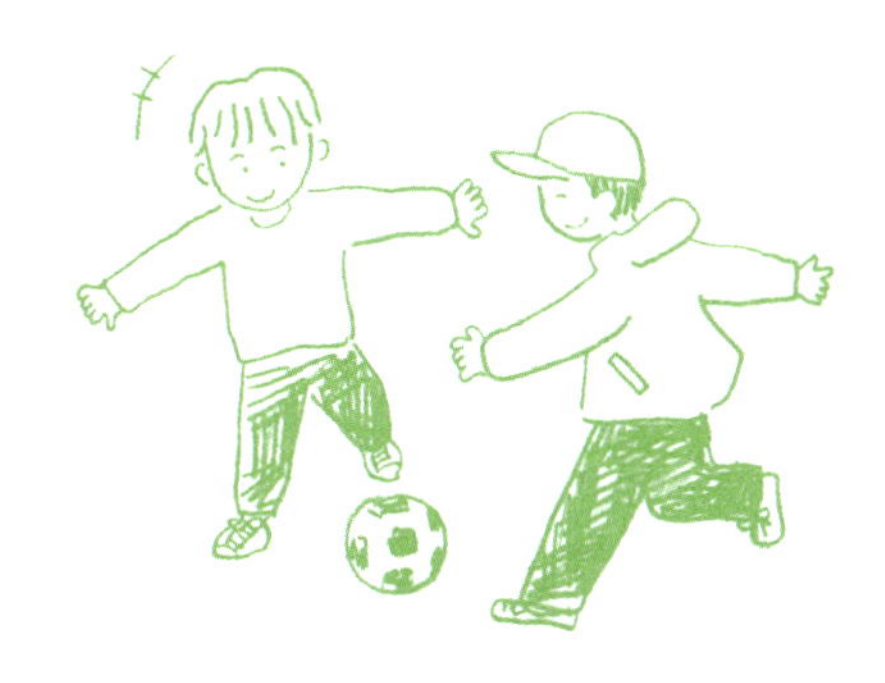

き、食事に対する考え方がガラリと変わったというご感想をいただきました。

そして、お子さんもきちんと食事をとるようになり、体調もよくなったそうです。

何より食べさせなければ！　という親のプレッシャーがこどもにも伝わっていたのでしょう。張り詰めるような空気だった食事時間も楽しくなり、親子関係も変わっていったそうです。


〝正解〟はありません。それよりも、**その家庭、その親子、その子ならではの〝正解〟を見つけるのが、健康で元気な毎日を送る秘訣**です。

あなたや、あなたのお子さんならではの答えを見つけてみましょう。

解決アドバイス

こども薬膳では食べる量は個人差があると考えています。グラム数よりもこどもを見よう。

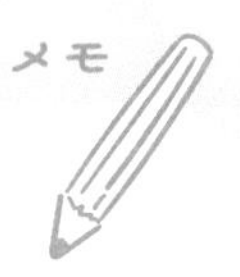

あなたの家庭の正解は何でしょう?
今日のお子さんの様子を見て記録しましょう。

無添加、無農薬の食材をあげていますが、いいことですか？

添加物に気を使っている方は、多くいらっしゃると思います。

薬膳では食材の持つ自然の力こそ健康な身体づくりには欠かせないものとされており、私自身も、なるべく自然なもの、作り手のわかるものを口に入れるようにしています。しかし、それはそういった生活をするのが心地よく、無理がないからです。

流行っているから、誰々のママがいいと言っていたから、ではなく一番大事にするべきことは、**無理がないか、心地いいか**、ということ。

なぜなら、自分自身や家族に無理が生じているなら、それは一時的な効果しか発揮しないからです。どんなことも続けていくことが大事！

添加物を常に気にしていて何を食べるにも怖くなってしまっている。

無農薬の野菜にこだわりすぎて、こどもにあげるものがわからなくなった。

家族との食事に対しての価値観が合わず、もめてしまう。

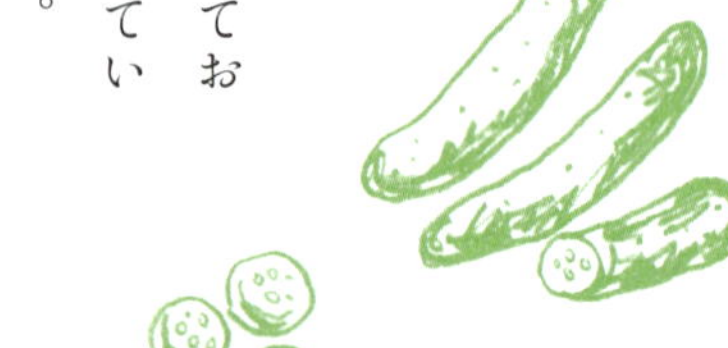

こんなジレンマが生じているようなら、それは心地いい状態とは言えないのではないでしょうか。むしろ食事のたびにストレスを抱えていることになっているはずです。**ストレスは自律神経の乱れを招き、体調不良をきたします。**

先にもお話ししたように、正解はありません。日々の家族の様子を見ながら、マイルールに則って食事を楽しむことが必要です。

こども薬膳は、こどもたちが成長し、やがて自分のこどもを育てるときにも受け継ぎ、伝えてくれることを目指しています。心地いい、無理がない状態でなければ、受け継いで続けていきたいと思えないはずです。

私たち親が願うのは、こどもたちの幸せな未来。となれば、無添加、無農薬、薬膳の知識など、そういったものをどうやったら日常生活で自然に活用できるのかがポイントになってくるのではないでしょうか。

解決
アドバイス

大事にしたいのは心地よいかどうか。

メモ

無添加、無農薬、薬膳の知識は
何のために生かしたい？　どうやったら日常生活で
自然に活用できるか、考えてみましょう。

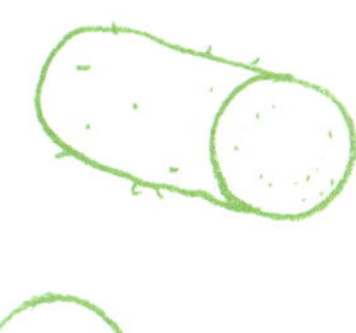
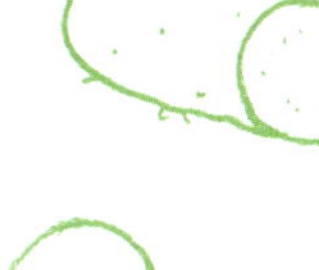
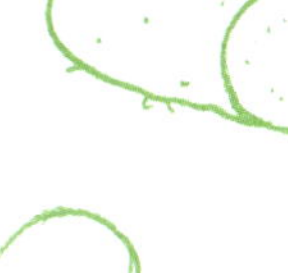
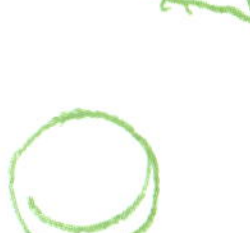
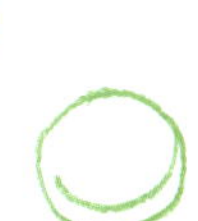
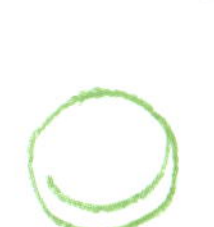

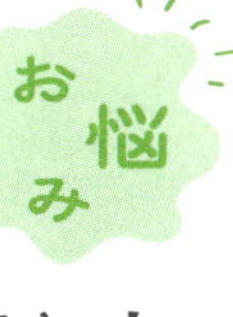

家族に健康食のよさが伝わらない どうしたらいい？

私たちはたくさんの情報に囲まれて生活していますが、人は聞く準備ができているときに聞いたことでないと、覚えていないものです。

たとえば、喉が痛いときに飲むとすごく効くんだよ！　という食材があるとして、喉がとても痛いときにその情報を聞くのと、健康なときに聞くのと、どちらのほうが記憶に残ると思いますか？

当然、前者の「喉がとても痛いタイミングに聞く」ですよね。

今まさに喉の痛みを何とかしたいときには、試してみようとするはずです。

つまり、聞く状態ができているときであるといえます。

このことからも、もし健康食の大事さなどを家族に伝えたいならば、必要なときに必要な情報を渡すこと！

治った！　元気になった！　改善できた！　不快ではなくなった！

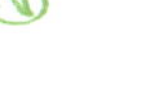

そのプラスの感情や経験は人の心に思いのほか残るものです。もしこどもや家族の理解をもっと得たいと思ったら、「**不調症状が出ているときに伝える**」のが、最も適したタイミングであることを覚えておくといいでしょう。

実際にわが子の喉が痛いときに、咽頭痛ケアの食材をあげたところ、それが効き、不快感が減って、快適になったことがありました。その記憶が残っていたのでしょう。次に喉の痛みがあったとき、自分からその食材を出してきて「食べてもいい？」と聞いてきたのです。私が何も言っていないにもかかわらずです!!

自身の身体で感じた体感は言葉では伝えきれない部分を、しっかりカバーしてくれると感じています。

「**不快な状態を治したい**」

それは、私たち人間が一番素直に行動できるタイミングだといえます。こどもでも大人でも同じです。悩んでいる方はぜひ一度試してみてくださいね。

解決アドバイス

理解してもらいたいときは、伝えるタイミングに気をつけよう！

メモ

伝えるタイミングこそ実践してもらうためには大事！
家族やこどもたちに伝えたい知識を書き出しておきましょう。

ト。

水の滞りを改善する、ハトムギ、小豆、黒豆などを活用し、排出できる身体にすることをめざしました。

黒豆茶や小豆茶、ハトムギご飯が食べやすかったようで、毎日取り入れていただきました。

すると、開始１カ月ですぐに変化が現れました。まず、身体がどんどん軽くなっていき、用意していた中学校のズボンがユルユルに。さらには低かった体温も上がって、副鼻腔炎にもなりにくくなったそうです。そうして、３カ月もすると学校に行けるように。

素晴らしく効く高価な薬を飲んだわけではありません。ただ、その子に合った食事に変えただけです。その後、中学校にも無事入学し、再度不登校になることもなく、今では生徒会に立候補するまでになったそうです。

お子さんも、このことが自分の身体を知るきっかけになり、体調が悪くなりそうになると「いつものあれ作って！」と、お母さんに頼むようになったそうです。ときには自分で作ることも。親子のつながりも強くなった気がします、と嬉しそうに話していたお母さんのお姿が印象的でした。

Column

身体も心も重くて学校に行けない子
（小学6年生の男の子）

「もうどこを頼ったらいいのかわからない……」

　中学入学を控えた男の子のお母さんから受けたご相談は、学校に行けないというお悩みでした。行政や学校の先生は、相談にはのってくれるけれど、打開策には至らない。何よりこどもの体調がどんどん悪くなっていって、夜も眠れず朝も起きられない、めまいや頭痛、だるさに腹痛、気持ちも不安定ですぐに癇癪を起こすと、心配していました。

　学校に行けないお子さんを抱えるお母さんは、皆さん本当によく頑張っています。自分にできることはないのか、自分の育て方が間違っていたのではないか、という自責の念に押しつぶされそうになっている方が多いです。

　今はオンラインで学べる環境も整っており、学校に行かないという選択もあります。しかし、学校に行けない理由は、その子の性格だけでしょうか？

　もしかしたら心の不調から身体の不調になっているのでは？と思い、少し様子をみてあげてくださいとお伝えしました。

　この小学６年生の男の子も、心の不調による「体調不良」が原因でした。特に「脾」が不調になることで起こる、めまいや頭痛、体のだるさがあったので、まずは身体を軽くすることからスター

こども薬膳でこんなに変わった！

Column

漢方薬が苦手な子（小学5年生の女の子）

「漢方薬が効くのはわかっているけれど、苦くて飲み続けられないんです」

小さい頃からのひどい頭痛で、学校を休むことも多く、漢方薬を飲むと一時的にはよくなっても、苦くて続きません。MRI検査をしても、原因はわからず。薬ではなく、食事でケアしたいけれど、料理は苦手で……。

実は、原因不明の症状を漢方薬で緩和できたけれど、苦くて続かないというご相談はよくいただきます。

元々、こどもは苦い食べ物や酸味のある食べ物に敏感です。飲ませようと思うたびに嫌がられたり、吐き出されたり……。特に漢方薬は服薬期間が長いことも多いので、親御さんのご苦労はよくわかります。

こども薬膳では、漢方薬をお子さんが食べやすい食材に置き換え、同じような効果を得るにはどんな食材を選べばよいかをお伝えしています。こちらのお子さんは水の滞り改善に効果のある漢方薬「五苓散（ごれいさん）」を服用していました。そこで緑豆春雨、もやし、ハトムギなどを鍋料理や味噌汁として活用したところ、頭痛も改善していきました。本書でご紹介する、むくみ取りの味噌汁や、梅雨の薬膳料理でも、同じような効果が期待できます。薬膳は毎日おいしく食べられる日常食というのも、こどもたちにおすすめできるポイントです。

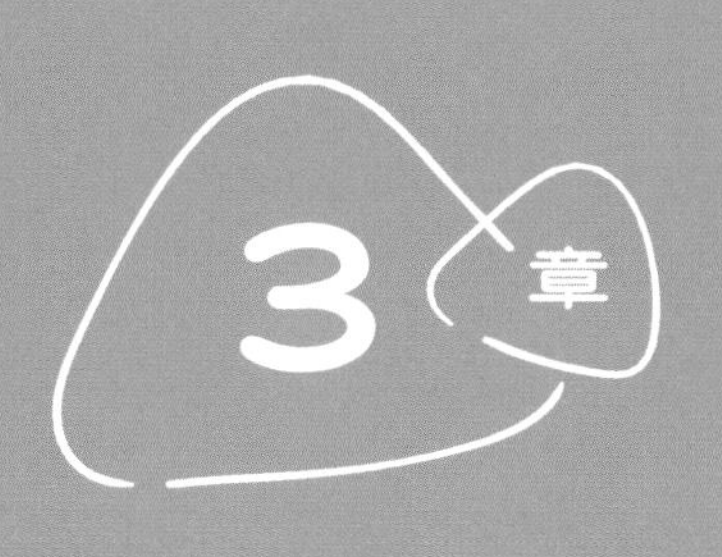

手軽なのに元気になれる！毎日食べたい薬膳ごはん

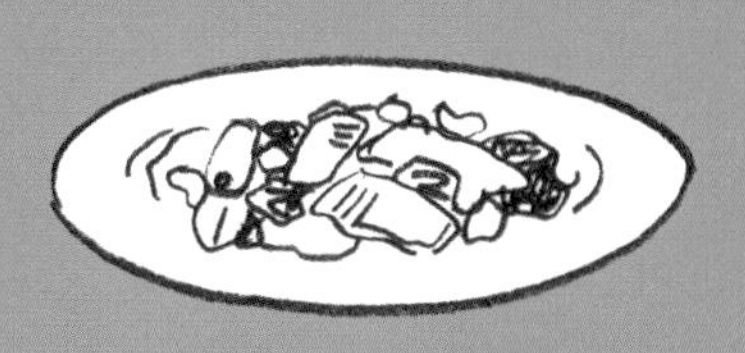

こどもにも、朝は「ご飯と味噌汁」が最強！

「早寝、早起き、朝ごはん」

こどもの食育で、こんな言葉を聞いたことはありませんか？

これは「こども薬膳」でも同じです。朝しっかり食べられる身体であることは、健康のバロメーターであり、一日の活動は朝ごはんを食べることから始まると考えられています。

東洋医学には「**子午流注**（しごるちゅう）」という考え方があります。これは、**一日の時間によって活発に働く臓器がある**というもので、朝の7時から9時の間は、胃や消化器官が活発に動く時間とされています。よってこの時間に朝食を食べるといいとされていますが、消化の働きをよくするため、生野菜やフルーツ、ヨーグルトなどよりもお腹を温める料理が最適です。そこでおすすめなのが、**朝の温かい味噌汁**。

味噌は、大豆や米などを麹菌によって発酵させた麹の入った発酵食品。薬膳では、麹はお腹を温め、消化を促す効果があります。一日のエネルギーをつくり出すご飯と味噌汁は、薬膳でも最強の組み合わせなのです。

実際に、元々朝にパンやヨーグルトを食べていたお子さんが、ご飯食に変えたところ、

・疲れにくくなって元気に走り回る時間が増えた
・風邪をひきにくくなったり、長引かなくなった
・気持ちのアップダウンが減った

などの、嬉しい変化が起きたというご報告もいただいています。

朝ごはんは、しっかり遊んで、しっかり勉強できる身体づくりにも欠かせないものです。また、一日の中ではじめて口にする食事であり、その日の活動の原動力にもなります。

そして、実は朝のこどもたちの体調は、身体と心の元気のバロメーターにもなります。ただ、朝ごはんを用意しても、食べられないというお子さんもいます。

では、その子たちにはどのように対応すればいいのでしょうか。

朝ごはんを食べられない理由は？

朝ごはんは食べたほうがいいことはわかってはいるものの、どうしても食べてくれないというときには、「**なぜ食べられない身体になっているのか**」をまずはチェックしてみましょう。

①前日に食べすぎたため、消化不良になっている
②起きてから時間が経っていない
③しっかり睡眠をとれていない
④身体のエネルギーが不足している
⑤ストレスを抱えている

いかがでしょうか？

うちの子が食べられない理由はこれかしらと思い当たった方もいらっしゃるかもしれませんね。その方は、次の対策項目も参考にしてみましょう。

①前日に食べすぎたため、消化不良になっている

↓無理に食べなくても大丈夫。ただ、数日続く場合は、昼夜の食事の量や、食事の時間を見直しましょう。消化不良解消に効果的な大根やわかめの味噌汁を取り入れてみましょう。

②起きてから時間が経っていない

↓起きてすぐは、身体も内臓もまだ寝ている状態。こどもだけでなく、大人もあまり食欲はわかないのではないでしょうか。朝は忙しいと思いますが、**食事をとらせたい時間から逆算して起床時間を設定**しましょう。食事のタイミングは、起床後30分〜1時間くらいが目安です。

③しっかり睡眠をとれていない

↓途中覚醒する、夢をたくさん見る、何度もトイレに起きる、これらも眠れていないサインです。しっかり睡眠が取れていないと、消化器系も正常に働きません。

深く眠れない場合は「血」の不足も関係しているので、**夜ごはんに「血」を補う食材**（ほうれん草、貝類、卵料理など）を取り入れてみましょう。また、23〜翌2時の時間は身体を滋養し、「血」をつくり出す時間です。この時間を含め、未就学児は10時間以上、小学生は9時間以上、中学生以降は8時間以上、睡眠時間を取ることが理想です。しっかり寝ることで、朝の寝起きがまったく変わってきますよ。

④身体のエネルギーが不足している

↓消化吸収のためのエネルギーが不足していると、新たに栄養を取り込めなくなります。日頃から、**「脾」を元気にする食材**（豆類や芋類、発酵食品など）を取り入れてみましょう。特に効果があるのが長芋です。毎日の食事に取り入れることで疲れにくい身体をつくることができますよ。118ページからの長芋レシピもご参考に！

⑤ストレスを抱えている

→こどもでも我慢を続けたり、思うようにできないことが続くとストレスになり、身体に不調をきたします。わが子がイライラしていたり、元気がないなどの症状が見られたら声をかけ、その原因を一緒に考えてみるのもいいでしょう。ストレスがかかると「肝」が弱りがちになります。

また、冬から春へと季節が変わる中で「肝」の気の高ぶりでもイライラの症状が現れます。まずは、わが子のイライラ、ストレスの原因が何かをよく観察してみましょう。そして、**「肝」を元気にする食材**（ホタテ、クコの実、ブリーベリー、レバーなど）や、気の巡りをアップし、イライラを解消する柑橘類や、香味野菜も取り入れてみましょう。

朝ごはんを「食べられない」お子さんには、実は様々な理由が隠されている場合があります。表面に出ている症状は身体からのサインです。

忙しい朝はついつい、早く食べなさい！　などと言ってしまいがちですが、どんな理由が背景にあるのか、少し考えてみる機会があってもいいですね。

朝ごはんをおいしく食べる工夫

そもそも、起きてすぐに朝ごはんを食べる。これは、大人としてもしんどいところ……。前述した通り、起床後30分~1時間くらいが食事時間としては最適です。

ということは、食事をしたい時間の30分前には起床し、起き上がる必要があります。

ここでは、起床から食事までの間のゴールデンタイムにおすすめの、「朝ごはんをおいしく食べられるひと工夫」をお伝えします!

それは、**家の仕事をすること。**

仕事といっても、難しいことではありません。玄関の靴を揃える、テーブルを拭く、朝ごはんのお手伝いをする、箸を並べる、などです。

ちょっとしたお手伝いですが、朝起きて身体を動かしてお手伝いをすることで、自然と胃腸が動き、ごはんを食べる身体の準備も整います。

さらにお手伝いをすることで、自分は家族の一員なのだという意識を育てることにつながります。ひいてはそれが、誰か困っている人がいたら手助けをするという意識にもつながっていきます。

こどもも家族の一員である、そして自分は誰かの役に立てるという意識を持つためにも、何か1つ朝の仕事をしてから食事をすることをしてみませんか。

朝起きてお手伝いをする、これはまさに一石二鳥の朝ごはんをおいしく食べるための工夫ですよ！

そしてどんなお手伝いをしてもらうかを決める際のポイントは、**一緒に考えること！　できればお子さんに決めてもらったほうがいい**でしょう。

こどもでも、自分で言ったことは守ろうとする気持ちが強く働きます。もし、決められない場合は選択肢をいくつか用意するのもいいですね。

・玄関の靴を並べる

・テーブルを拭く

この2つだったら、どちらができそう？　そんなふうに聞いてみてもいいでしょう。
そして、お手伝いをお願いするときには、「お母さんを助けてほしいの」と、伝えてみましょう。やらなくてはならない、というよりも、これをするとお母さんが助かる、喜んでもらえるということに目的が変わると、お手伝いをする意味も生まれて、さらにお子さんのやる気がアップしますよ。

最後は、できたことに対して「ありがとう」の気持ちを必ず伝えましょう。お子さんからすれば、できないことや文句を言うこともあるでしょう。そんな中で、「ありがとう、助かったよ」のひと言は、次もまたお手伝いしてあげよう！　というモチベーションにもつながります。ぜひ積極的に声がけをしてあげましょう。

この方法は習慣化が第一のポイントになります。歯を磨くように、決めたことは毎日することを家族で認識できるといいですね。
朝、どんなことならできそうですか？　書き出してみましょう。

お手伝いを決めるポイント

- 自分で選択してもらう（決められない場合は選択制に）
- 強要をしない（助けてもらいたいから……と、気持ちを伝える）
- 感謝の気持ちを伝える（できなかったことよりもできたことに感謝を）

記入欄

まずはここから！　毎日ちょっとずつ整える味噌汁レシピ

薬膳とは毎日食べる身近な料理であって、決して非日常的な料理ではない。こども薬膳では、どれだけ自然に続けられるかを大事にしています。ですから、手のこんだものよりも、毎日作っても負担にならないものを重視しています。

まずおすすめしたいのが、**「味噌汁を使った整え術」**です。

87ページでもお話ししましたが、味噌にはお腹を温め、消化を促す効果があります。それ以外にも、日本人にとって食卓に欠かせない慣れ親しんだ味で、作りやすく取り入れやすいという利点があります。

朝は、体調や季節に合わせた味噌汁とご飯。これだけでも身体は変わりますし、普段からお子さんの体調を観察する習慣づけのキッカケにもなりますよ。

何から始めたらいいかわからないという方は、まずは次ページを参考に、体調に合わせた味噌汁とご飯を朝ごはんにしてみてはいかがでしょうか？

体調に合わせて変える毎日の味噌汁レシピ

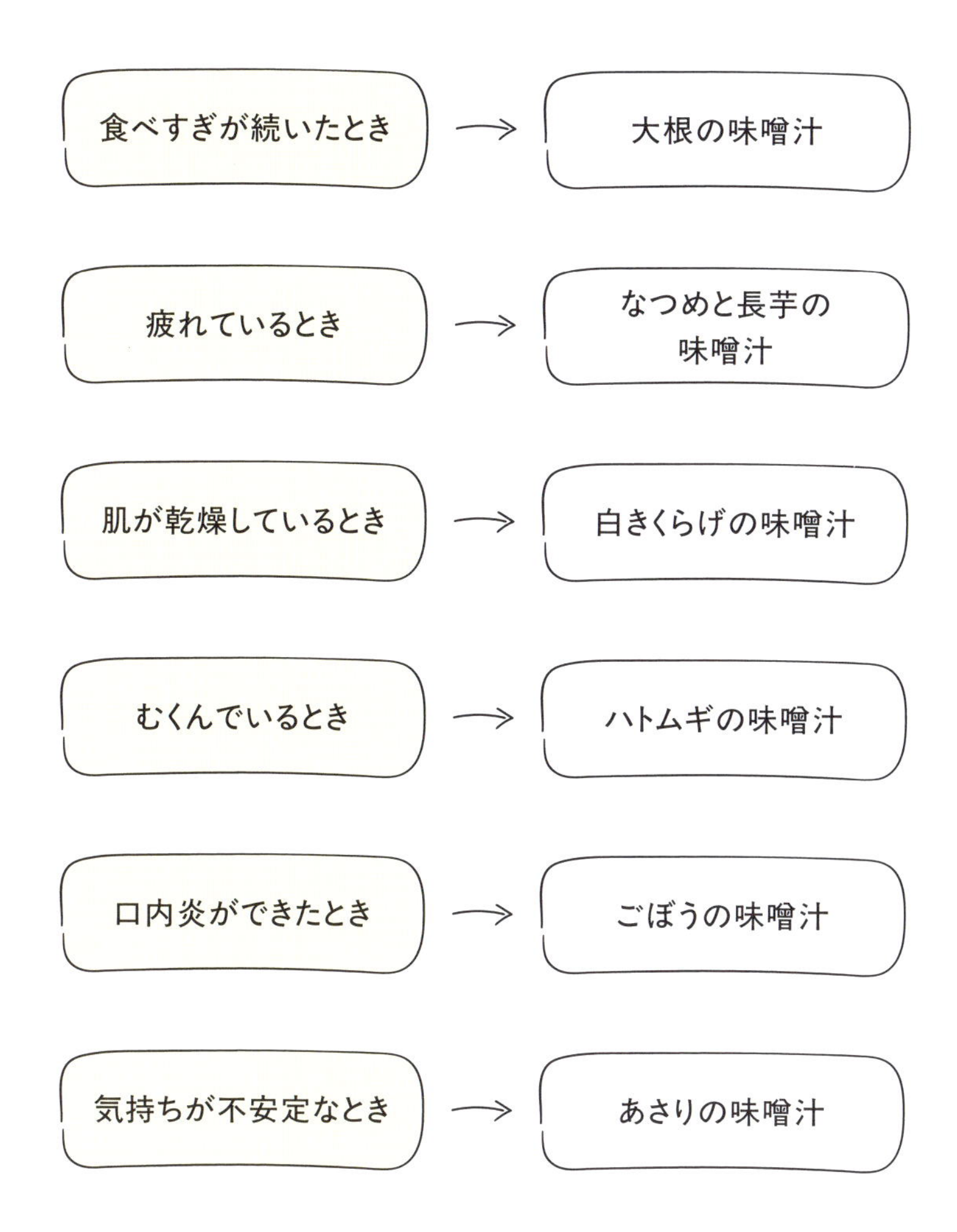

忙しい子育ての毎日。味噌汁はだしパックを活用！

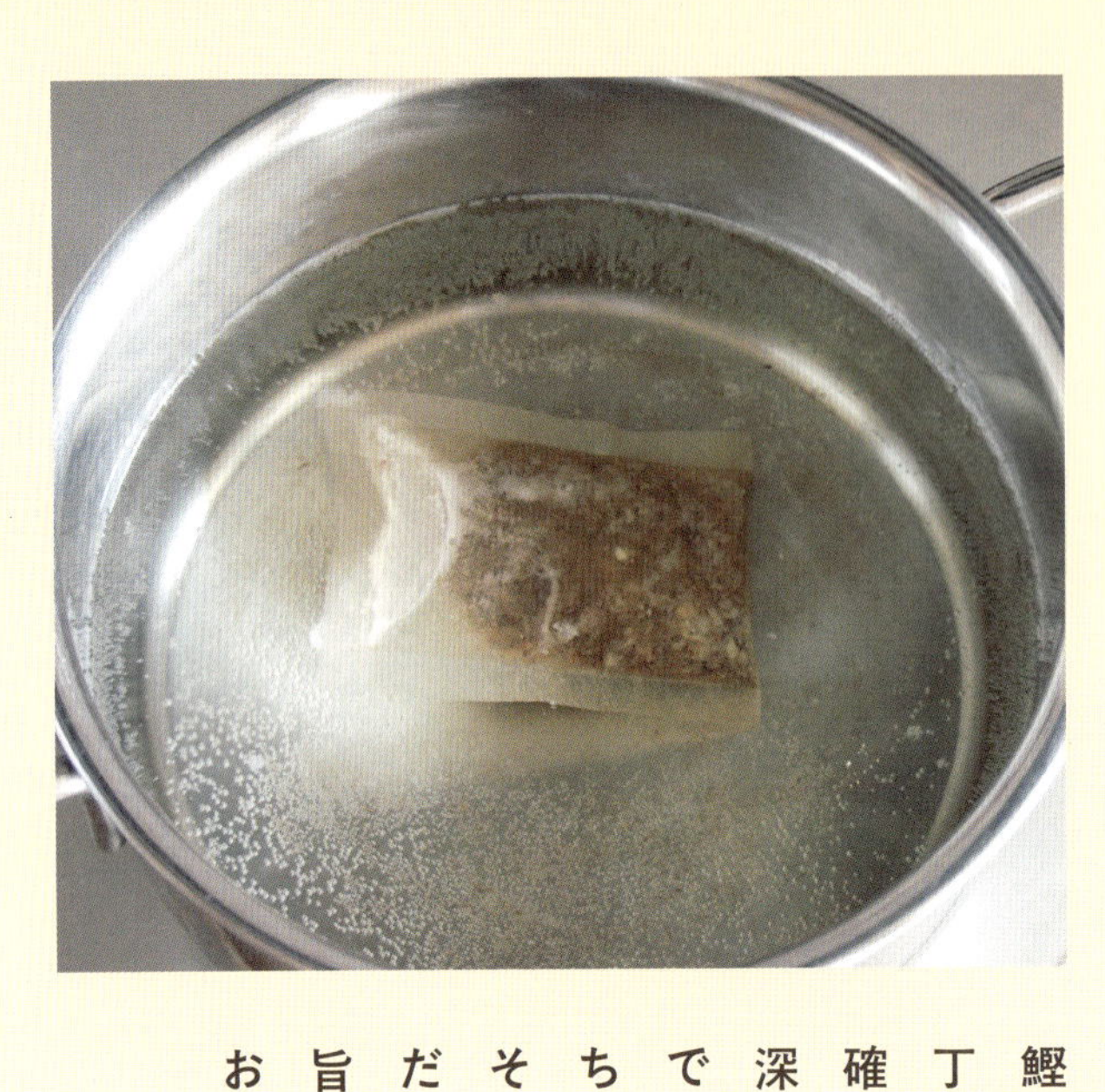

鰹節と昆布で
丁寧にとるだしは
確かにおいしさに
深みがあるかもしれません。
でも毎日のごはんに取り入れるには
ちょっと時間が足りない……。
そんなときに活用できるのが
だしパック。
旨みや効能を足したいときに
おすすめの粉末もご紹介！

パックだしの活用シーン

◎味噌汁のだし
◎煮物のだし
◎お浸しのだし
◎和風味のスープだし
◎炊き込みご飯のだし

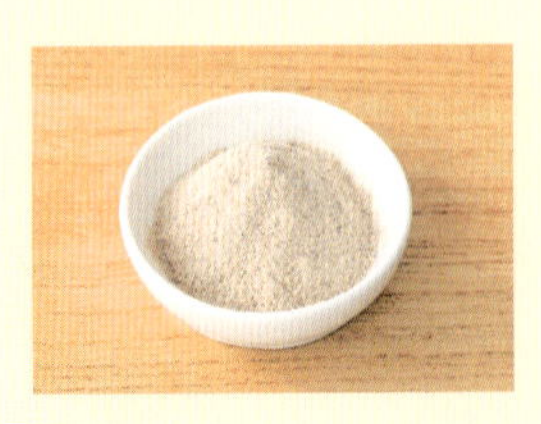

袋を破ってそのまま
ふりかけにできる
だし袋も！

基本のだし

日本のだしは薬膳的にも嬉しい効能がたくさん！
だしパックを利用してもOKです。
原材料がなるべくシンプルなものを選ぶといいですね。

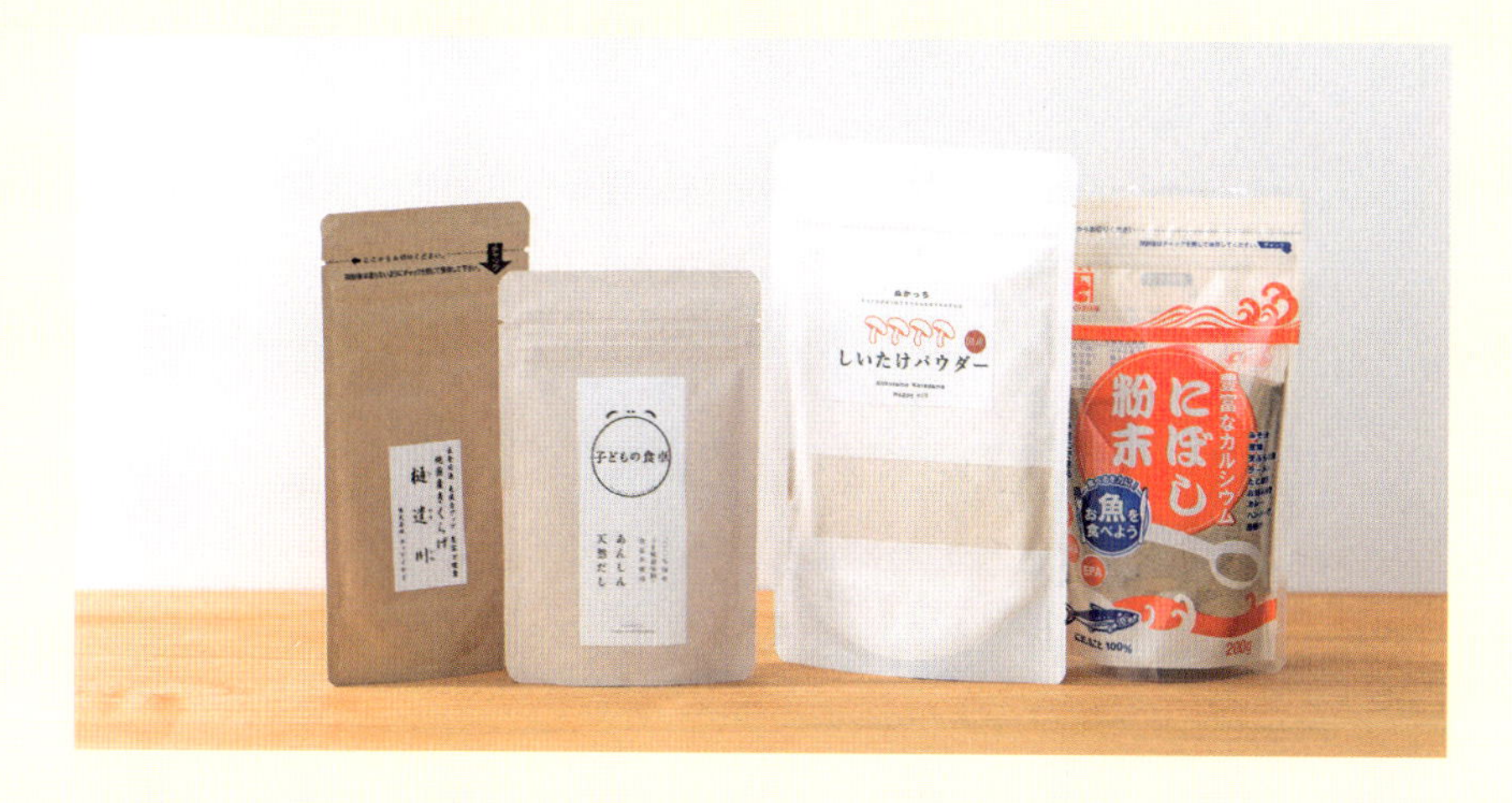

だしパックに使用されていることの多い食材の効能

昆布	体の熱を冷まし、余分な水分を排出します。
カツオ	エネルギーや血を補い、体力を回復させてくれます。
サバ	エネルギーや血を補い、血の流れをよくします。

おすすめの＋α粉末だし

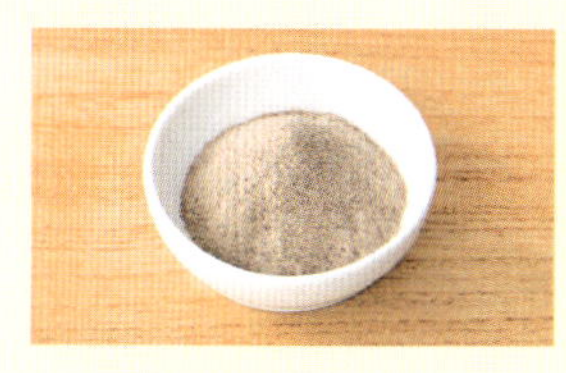

椎茸の粉末
疲れやすさが気になるとき。胃腸の調子が悪いとき。

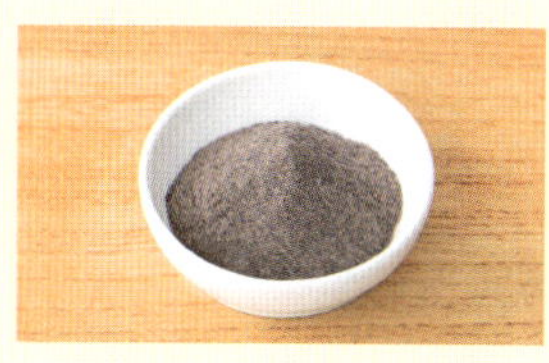

きくらげの粉末
血の不足があるとき。子どもの成長をサポートしたいとき。

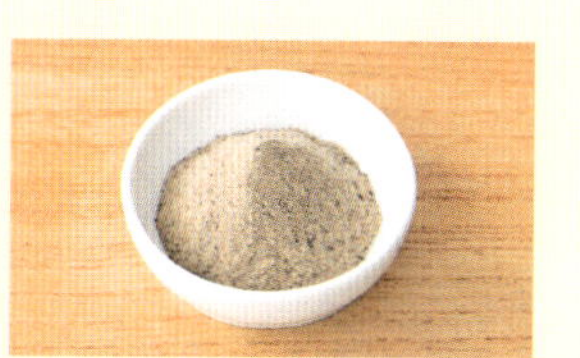

いりこの粉末
血の不足があるとき。疲れやすさが気になるとき。

大根とわかめの味噌汁

ついついおいしいものを食べすぎてしまった次の日。お腹の中にあるものの排出を手伝う味噌汁。

材料（4人分）

だし汁……800mℓ
大根……50g
塩蔵わかめ……20g
えのきだけ……30g
味噌……好みの量

作り方

1 大根は皮をむいて、太めの千切りにします。わかめは水洗い後に塩抜きし、一口大に切ります。えのきは食べやすい大きさに切ります。
2 鍋にだし汁、大根を入れて煮ます。
3 大根が柔らかくなったら、わかめ、えのきを加え、味噌で味をととのえて完成。

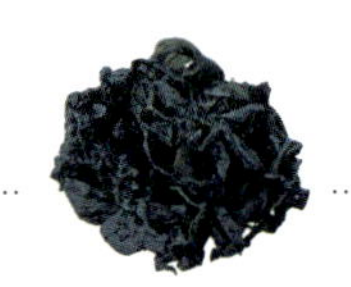

わかめは乾燥でも大丈夫ですが、塩蔵わかめは肉厚で食べ応えがありますよ。

なつめと長芋の味噌汁

なんだか疲れていて元気がないときは、エネルギーと血を補う食材で作る味噌汁。

材料（4人分）

だし汁……800mℓ
長芋……50g
人参……30g
乾燥なつめ……4個
味噌……好みの量

作り方

1 長芋、人参は皮をむいて食べやすい大きさに切ります。
2 鍋にだし汁、長芋、人参、半分に手で裂いたなつめを入れて煮ます。
3 長芋が柔らかくなったら、味噌で味をととのえて完成。

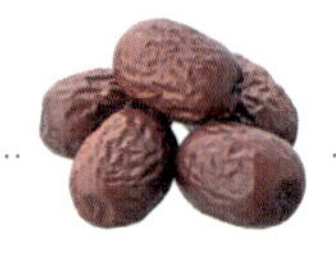

なつめはすぐに食べない場合は味が出すぎてしまうので、取り出すようにしましょう。

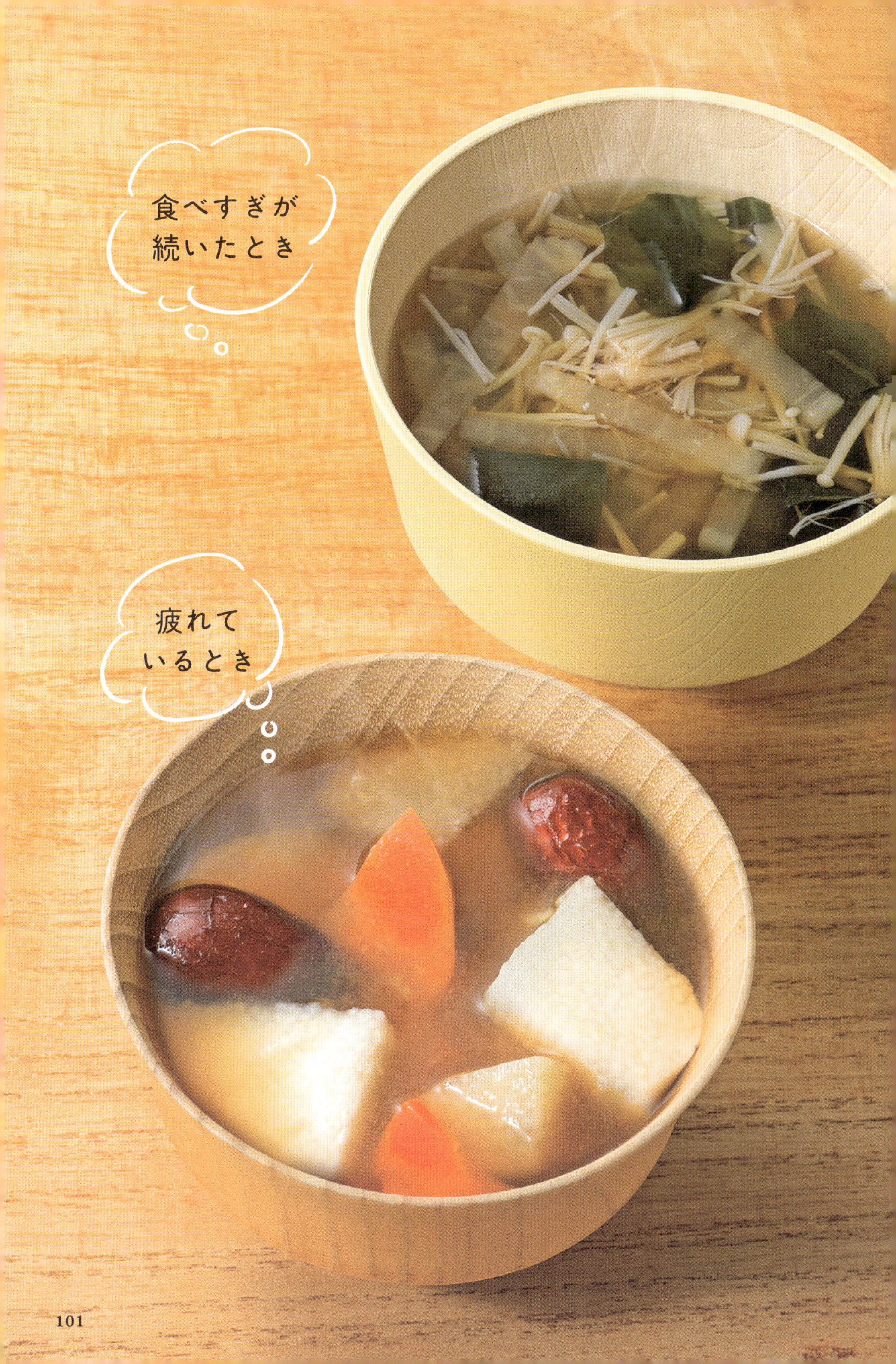
食べすぎが
続いたとき
疲れて
いるとき

白きくらげの味噌汁

カサカサ肌や
コロコロ便が続いたり、
空咳が気になる日。
身体に水分が足りないときの
味噌汁。

材料（4人分）

だし汁…800mℓ
白きくらげ…5g
白菜…50g
豆腐…80g
味噌…好みの量

作り方

1 白きくらげは水で戻して刻みます。白菜は食べやすい大きさに切ります。
2 鍋にだし汁、1を入れて煮ます。
3 白菜が柔らかくなったら、食べやすくカットした豆腐を加え、味噌で味をととのえて完成。

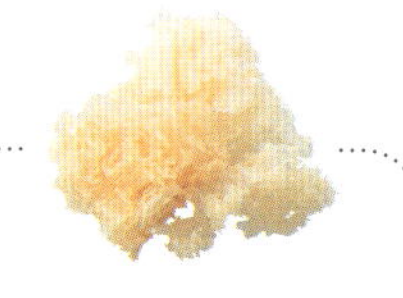

白きくらげは
身体の潤いアップに欠
かせない食材。

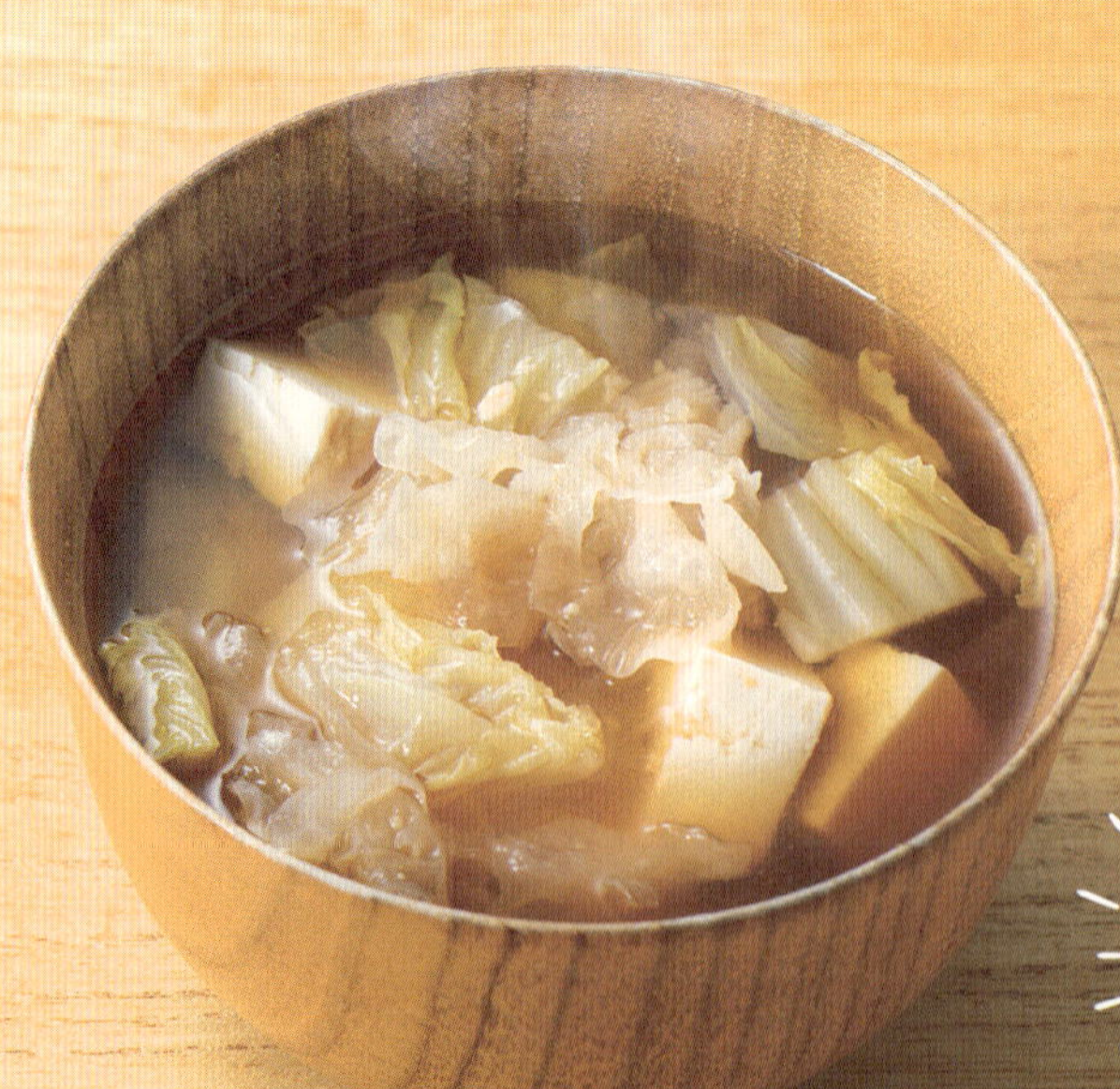

肌が
乾燥して
いるとき

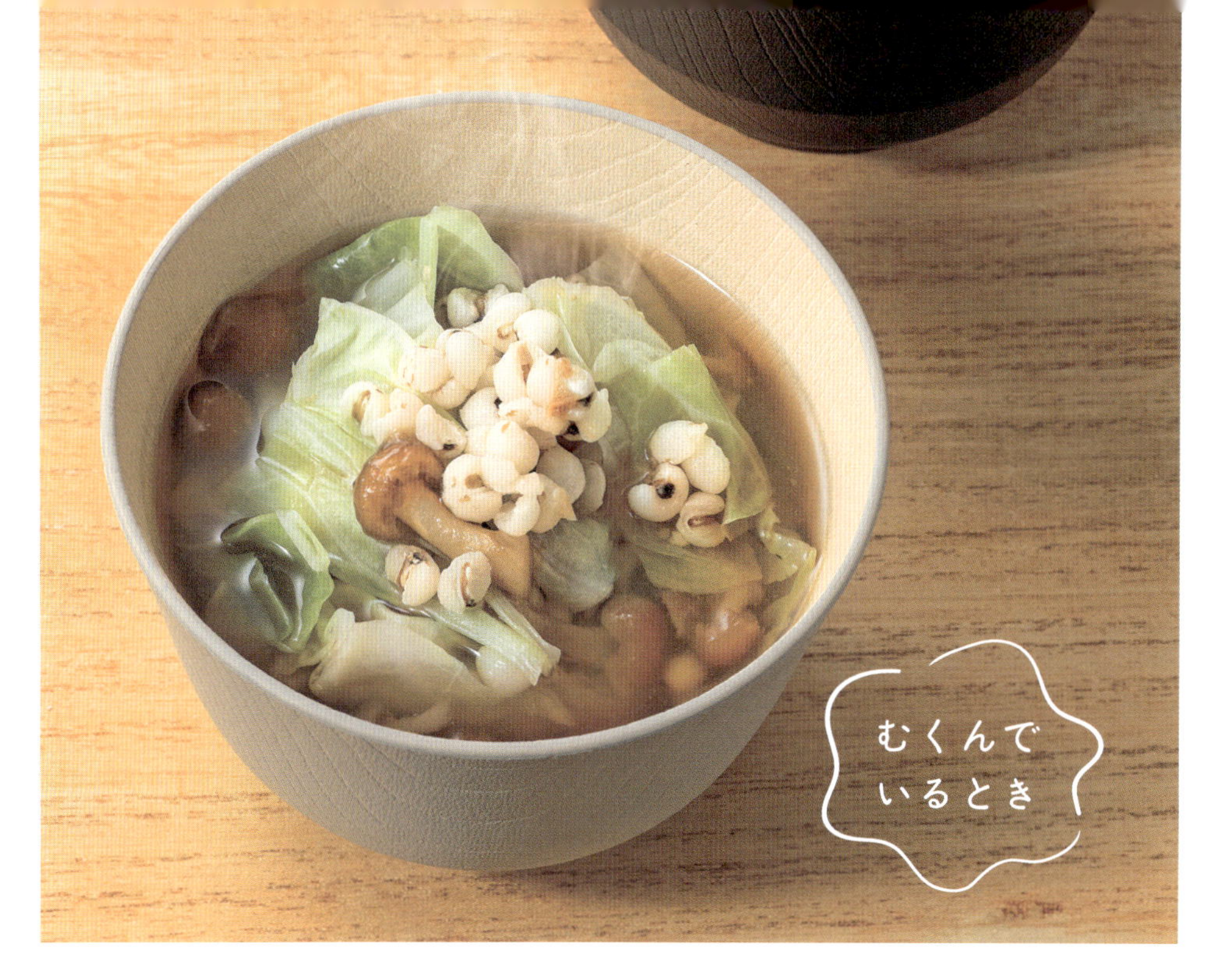

ハトムギの味噌汁

顔や体がむくんでいる、
ダルそうにしている日は、
身体に余分な水分が
たまったサイン。
そんな日の味噌汁。

材料 （4人分）

だし汁……800mℓほど
ハトムギ……大さじ2
なめこ……30g
キャベツ……2枚
味噌……好みの量

作り方

1 ハトムギは、柔らかくなるまで茹でます。
キャベツは食べやすい大きさに切ります。
2 鍋にだし汁、1を入れて煮ます。
3 キャベツが柔らかくなったら、なめこを加え、味噌で味をととのえて完成。

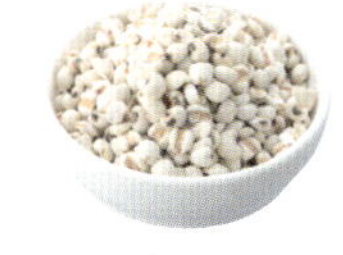

ハトムギはたくさん
茹でて、小分けにして
冷凍保存がおすすめ。

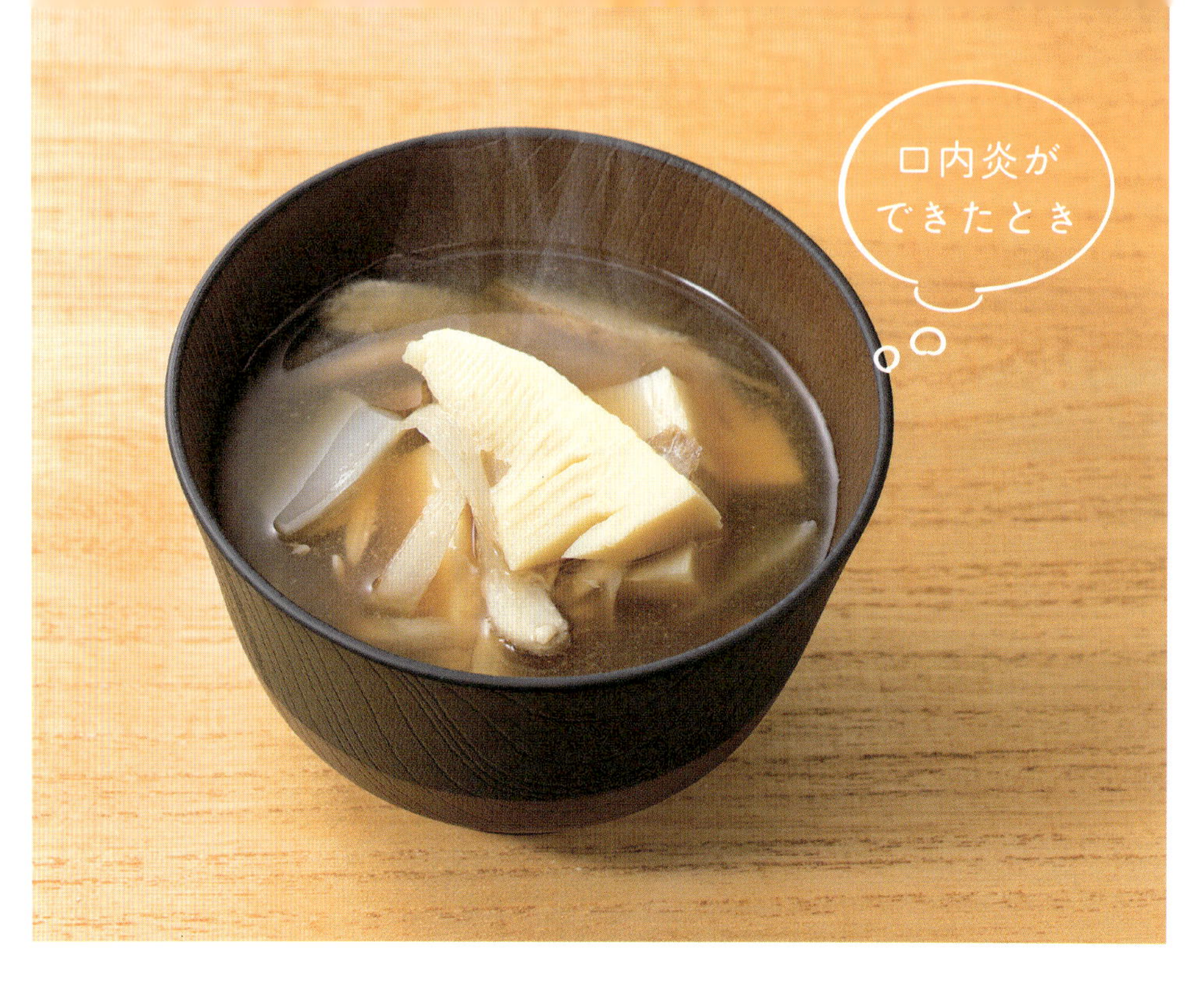

ごぼうとたけのこの味噌汁

こどもが痛がる口内炎は早く治してあげたいもの。ごぼうやたけのこで熱を取り解毒UPの味噌汁に。

材料（4人分）

だし汁….800㎖
ごぼう….20g
こんにゃく….50g
たけのこ….80g
味噌….好みの量

作り方

1 ごぼうはよく洗ってささがきにし、水にさらします。こんにゃく、たけのこは食べやすい大きさに切ります。
2 鍋にだし汁、1を入れて煮ます。
3 ごぼうが柔らかくなったら、味噌で味をととのえて完成。

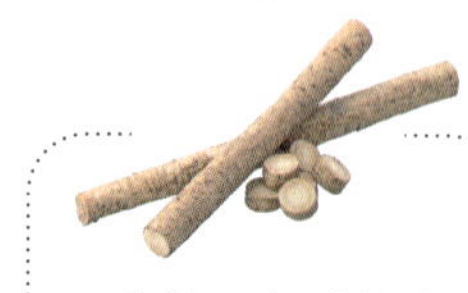

ごぼうは皮に効能が多くあるので、むきすぎに注意しましょう。

あさりの味噌汁

運動会、発表会、授業参観など、ドキドキする行事の前には、気持ちが落ち着く食材で作った味噌汁を。

材料 （4人分）

水…800mlほど
あさり…200g
味噌…好みの量

作り方

1 あさりは砂抜きし、水と共に鍋に入れます。弱火で15〜20分、ゆっくり加熱します。
2 あさりの口が開いたら、味噌で味をととのえて完成。

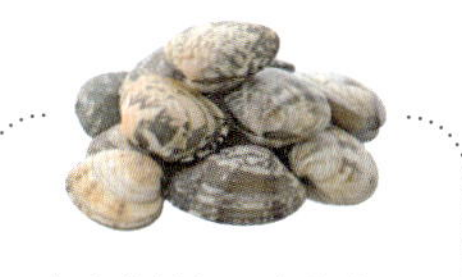

あさりはじっくりゆっくり加熱すると旨みがアップしますよ！

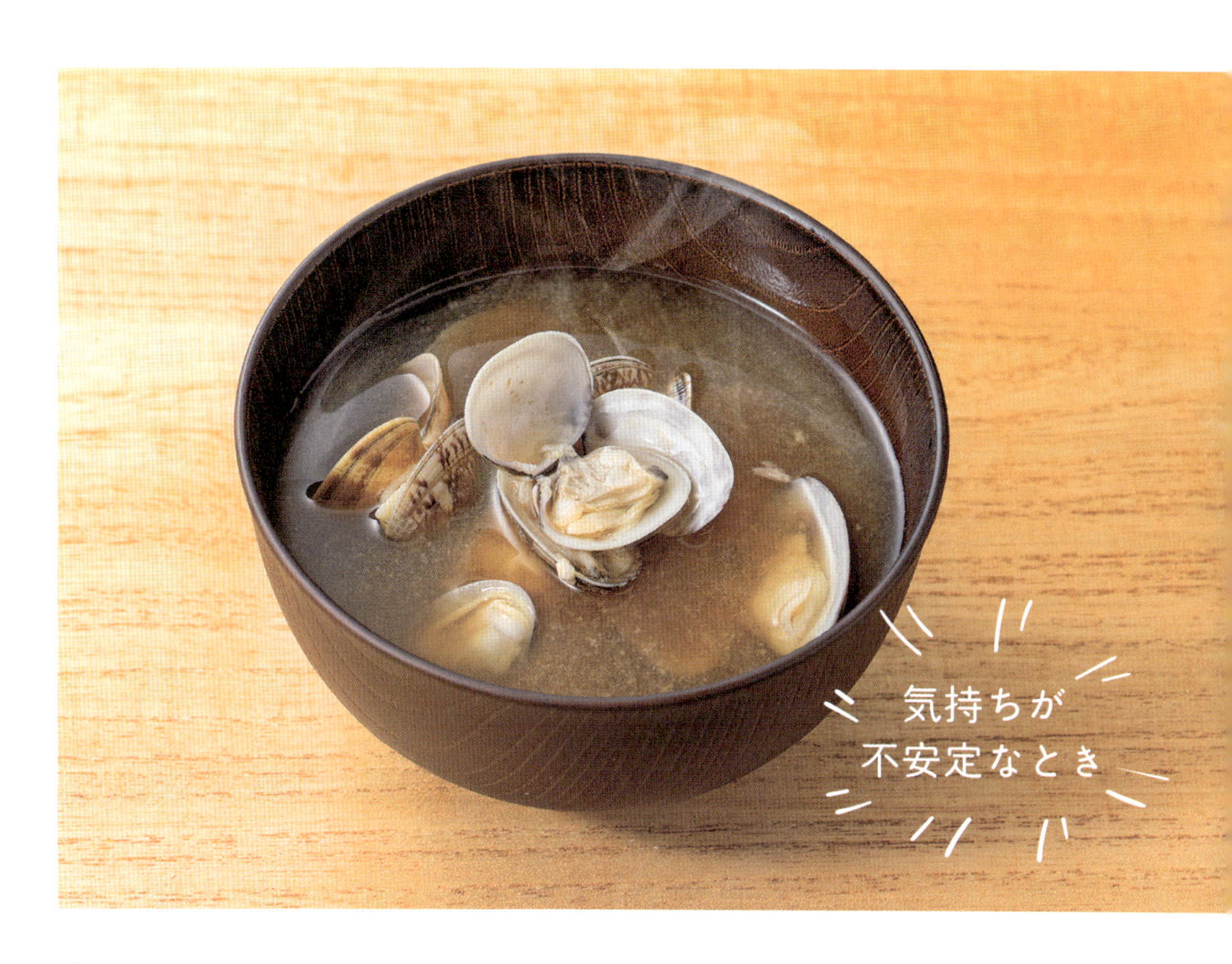

主食のご飯アレンジも薬膳で！

味噌汁と共に気をつけたいのが主食のご飯です。健康には玄米がいいのでは？　と考えている方も多いと思いますが、消化力の弱いタイプのお子さんにはあまりおすすめしません。特に、何らかのアレルギーがあったり、風邪をひきやすかったり、身体が弱いこどもたちは消化吸収をする役割である「脾」が弱いため、玄米食が負担になる場合もあります。

代わりに栄養豊富な玄米と甘みのある白米の間の米である「分つき米」をこども薬膳では推奨しています。

分つき米はヌカと胚芽を一部残して精米したものですが、3分づき、5分づき、7分づきと呼ばれ、数字が小さいほど玄米に近い米になります。慣れないうちは7分づきから始めたり、白米とブレンドしたりして使うといいでしょう。

玄米よりも消化に負担はかかりませんが、食べ始めは下痢や便秘になっていないか様子を見ながら取り入れていきましょう。

未就学児頃までは7分づき、就学時以降は5分づきを目安にするといいでしょう。実際に食育や栄養の観点から、幼稚園の給食で分つき米を取り入れている園も多くあります。

また、分つき米に、体調に合わせて雑穀などをブレンドすることも可能です。

◎むくみが気になるとき　→ハトムギご飯
◎胃腸の調子が悪いとき　→白米のお粥
◎疲れやすいとき　→きび入りご飯
◎便通を整えたいとき　→押し麦入りご飯

主食を変えるだけで体調管理ができる！　特別なおかずも不要なので、日常的に利用しやすいのが嬉しいところです。

次項からご紹介するふりかけを用意してあげれば、こどもたちは喜んで食べてくれること間違いなしです！

黒米と黒ごまのご飯

こどもの成長を
サポートしたいご飯。
頻尿、夜尿などの
尿トラブル改善にも。

材料 （4人分）

黒米……大さじ1
米……2合
黒ごま……大さじ1
くるみ……大さじ2

作り方

1 米を研いで黒米を入れ、1時間ほど吸水させ、炊きます。
2 黒ごまはすりおろします。くるみは細かく刻みます。
3 1のご飯に、2を入れて混ぜます。

Point

黒米や黒ごまは、こどもの成長に欠かせない「腎」のエネルギーを支えてくれる食材。膀胱系のトラブルがある子にもおすすめです。

ご飯がご馳走に！　自家製ふりかけレシピ

・ご飯と味噌汁だけでは、なんだかもの足りない
・ご飯のままでは食べてくれない
・なるべく手間なく食べてほしい

そんなお悩みのある方におすすめなのが、自家製ご馳走ふりかけです。一度にたくさん作って冷蔵や冷凍して保存することもできるので、忙しい朝や、ご飯の食べが悪いときなどに大いに活用できます。

あと少し、のご飯が食べられないときに、ご馳走ふりかけをかけたら喜んで食べてくれた！　お弁当のおにぎりに入れると喜んでくれます！　という親御さんも多く、こども薬膳でも人気のレシピです。ぜひお試しください。

鮭と干しエビのフレーク

お腹の冷えは様々な不調を
引き起こしやすいので
早めに対処したいところ。
こどもはお腹が冷えやすいので
悪化する前に整えてみましょう。

材料（作りやすい分量）

鮭…2切れ
干しエビ…大さじ2
くるみ…3かけ
塩…少々

作り方

1 鮭は皮と骨を取り除き、一口大に切ります。
2 フライパンで鮭を潰しながら炒めます。
3 細かく繊維状になってきたら、すりおろしたくるみ、干しエビ、塩を加えてよく混ぜます。

鶏そぼろ

脂の少ない鶏胸の
ひき肉を使っても、醤油麹で
味つけをすることで、
柔らかい食感に仕上がりますよ。

材料（作りやすい分量）

鶏胸ひき肉…200g
玉ねぎ…½個
舞茸…100g
人参…100g
醤油麹…大さじ1
みりん…大さじ1

作り方

1 玉ねぎ、舞茸、人参はみじん切りにします。
2 鍋で鶏胸ひき肉を炒め、**1**を加えて、さらに炒めます。
3 野菜がしんなりしてきたら、醤油麹、みりんで味をととのえます。

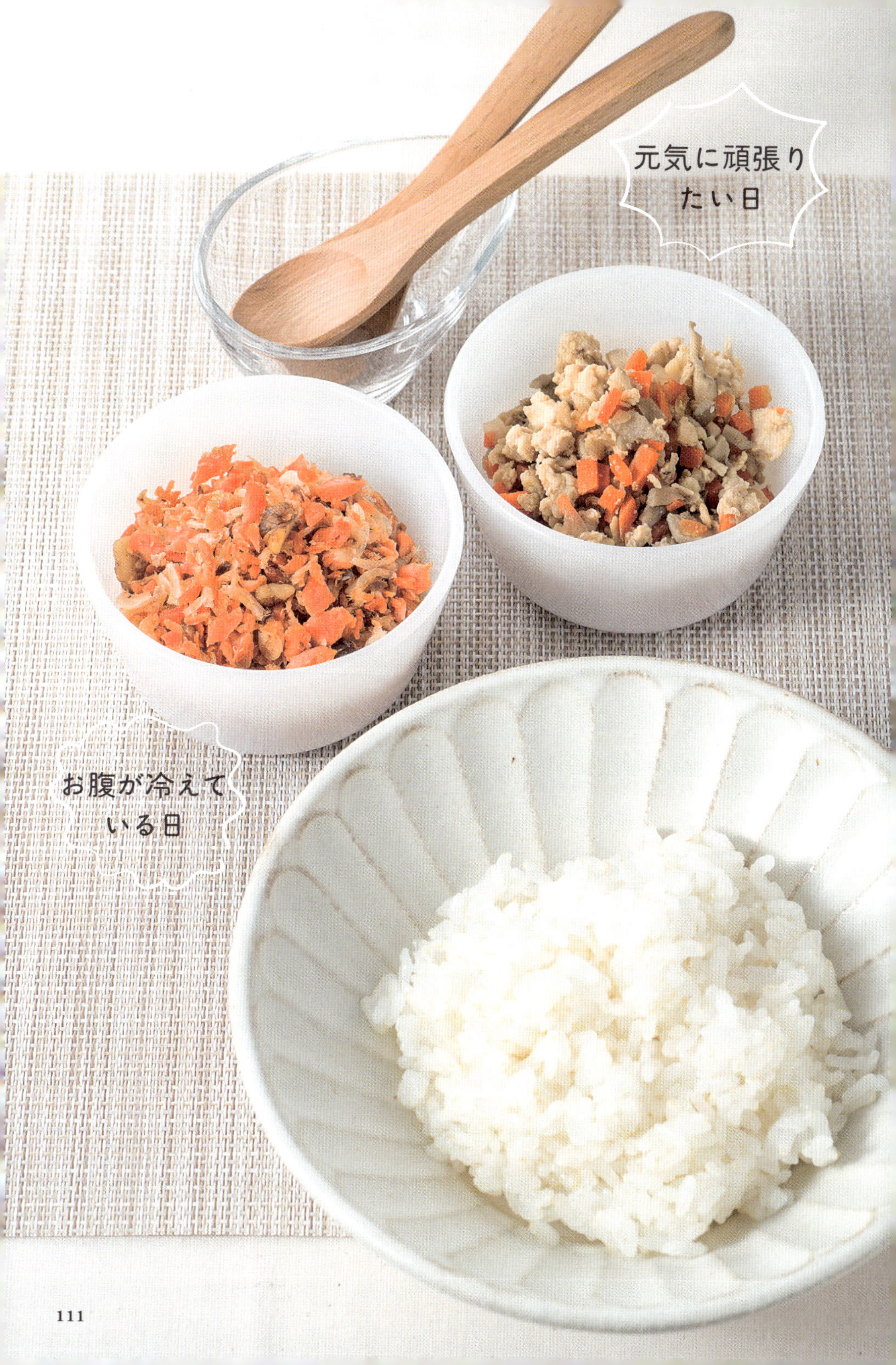
元気に頑張り
たい日
お腹が冷えて
いる日

人参とサバのふりかけ

サバの水煮缶を利用しても
おいしく作れますよ。
人参は千切りピーラーを使うと
簡単に作業できます。

材料 （作りやすい分量）

人参……1本
サバ……(2枚におろしたもの)1尾分
醤油……小さじ1
味噌……15g
みりん……小さじ2

作り方

1 サバは皮を下にし、骨を避けるようにしてスプーンで身をかき出します。
2 人参は千切りピーラーで細かくします。
3 鍋に1のサバを入れて火にかけ、細かく繊維状にほぐしたら、2の人参を加えて混ぜます。醤油、味噌、みりんで味をととのえます。

ひじきふりかけ

不安な気持ちは、
血が不足することでも
起こると考えられています。
ひじきは血を補い、
不安な気持ちを
落ち着かせてくれる
効果がありますよ。

材料 （作りやすい分量）

乾燥ひじき……大さじ1
鰹節……5g
卵……2個
醤油……小さじ2
みりん……小さじ2

作り方

1 乾燥ひじきは水で戻します。
2 卵を溶いて炒め、細かい炒り卵にして、いったん取り出します。
3 鍋に水きりしたひじきを入れて火にかけ、鰹節、醤油、みりんを加えて味をつけます。2の卵を戻し入れて混ぜます。

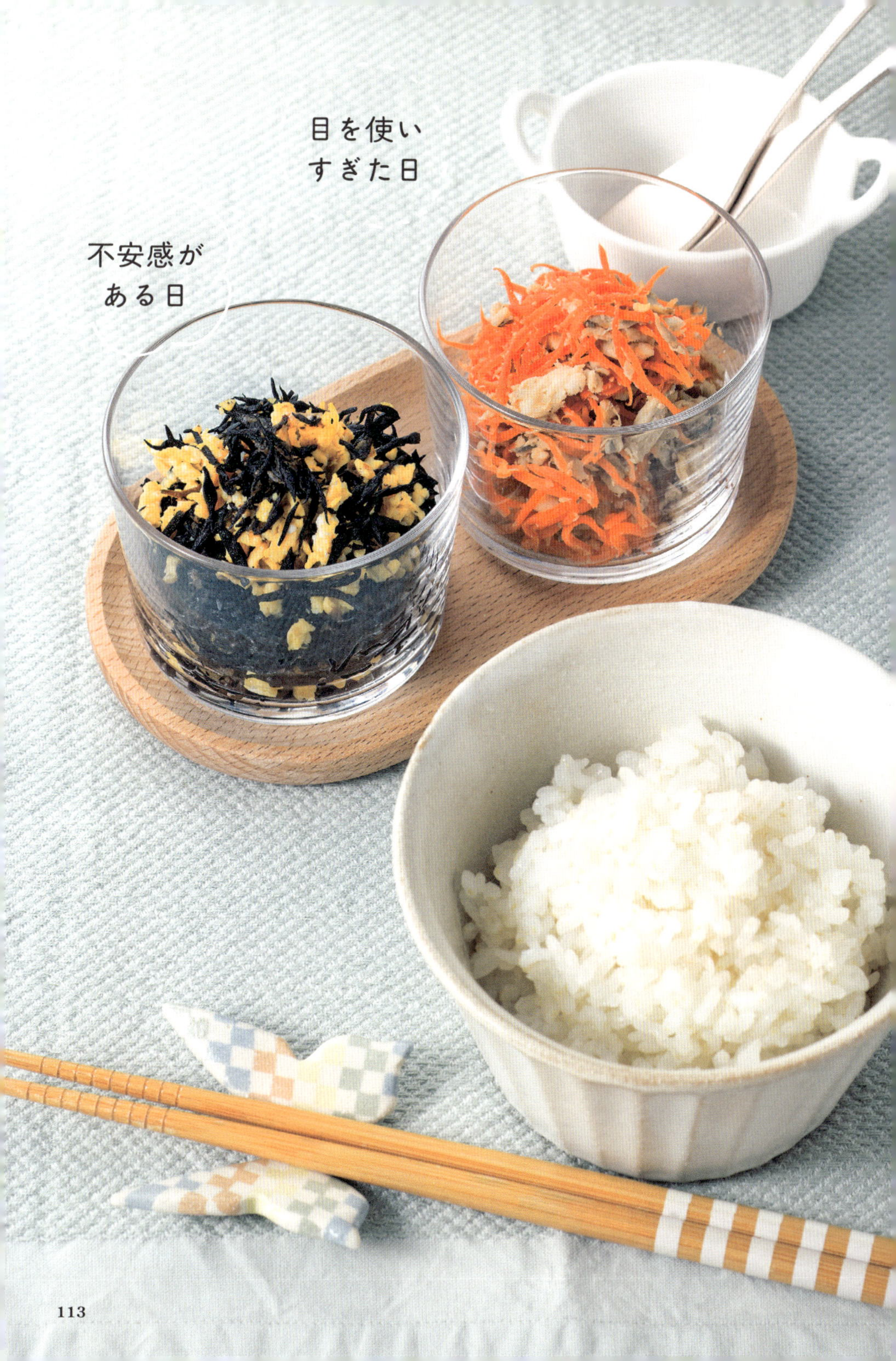
目を使い
すぎた日
不安感が
ある日

こども薬膳の最強食材「長芋」

こども薬膳でご紹介している食材の中でも、胃腸の不調やアレルギーなど、身体が弱いタイプのお子さんに特におすすめなのが、「長芋」です。

実は長芋は、山のうなぎとも呼ばれていて、身体を元気にしてくれる優秀食材。毎日食べても弊害がないので、安心していつものごはんに使うことができます。「脾、腎、肺」の機能をアップする効果もあるため、こどもの成長と体力アップ、胃腸機能の回復に適した食材といえます。

頻尿や下痢など、出したいときに出す、出すぎるものを抑える効能もあります。便や尿のコントロールがまだ未熟なこどもたちにとっては、嬉しい効能がたっぷりの食材なのです。疲れやすかったり、風邪をひきやすかったり、すぐにお腹が痛くなりやすい子は、毎日1回は食べるようにするといいでしょう。

山芋類の同じ分類の食材の中で、最も効果が高いのは自然薯ですが、大和芋や長芋でも同じような効果が期待できます。生食することもできますが、口や肌が痒くなってしまう子は、加熱して食べるのがおすすめです。加熱することで、ほくほくとした食感になり、食べやすくなるのも嬉しいポイントです。

長芋は、特に皮の部分に効能が多く含まれているので、できれば皮ごと食べるのがおすすめです。

皮ごと食べる際のポイント

1. 長芋を皮ごとよく洗う
2. 表面の水分を拭く
3. ひげ根をガスの火やバーナーで焼ききる
もしくは、ひげ根の部分だけ包丁で取り除く
4. すりおろしたり、カットしたり
お好みの調理をする

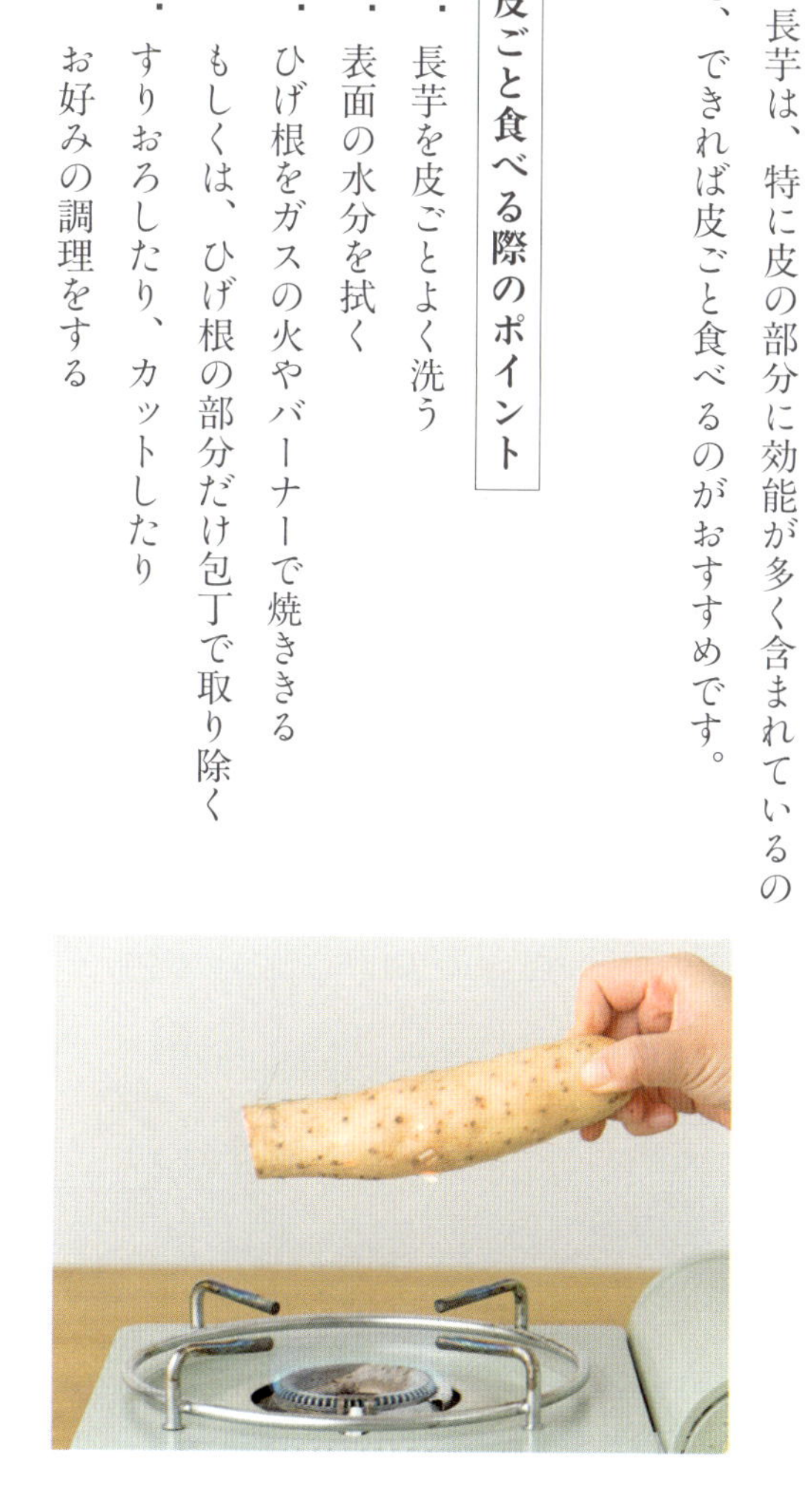

こどもでも作れる！　簡単長芋レシピ

長芋は、
すりおろすとトロトロ、
生のまま千切りにするとシャキシャキ、
切って加熱するとホクホク、
すった長芋を加熱するとフワフワ。

このように、調理法によって食感や味が変わるのが面白いところ。**長芋が苦手という方は、調理法や切り方を変えてチャレンジしてみてもいいでしょう。**食感の違いを一緒に楽しみながら、おいしく食べられる方法を探してみましょう。
長芋料理は「長く続けて食べる」のもポイントなので、次に挙げるように、毎日食べてもおいしいものや、日々の料理の中に自然に取り入れられる方法を見つけるのも続けるコツですよ。

毎日でも食べたい！　おすすめの長芋活用

◎スープや味噌汁に入れる
◎肉や魚と一緒に焼く
◎ご飯と一緒に炊き込み
◎いつものおかずのひと食材に活用
◎じゃがいもを長芋にチェンジ

長芋はじゃがいもと同じように冷暗所に置いておくほうが日持ちするのがポイントです。ただし、室温が25℃以上になる場合は、冷蔵保存しましょう。

オガクズに包まれているものは、長芋自体の水分を維持しやすいです。カットしてある長芋や、購入後にカットしたものは切った断面から傷んでしまうこともあるので、冷蔵保存がおすすめです。

長芋ののり塩焼き

長芋のホクホク感を味わえる簡単レシピ。
切り方はお好みで変えてもOK！

材料 （4人分）

長芋…300g
青のり…少々
塩…少々
オイル…少々

作り方

1 長芋は皮をむき、好みの大きさにカットします。電子レンジ（600W）で2～3分加熱します。
2 フライパンにオイルをひいて、長芋を弱火でじっくり焼きます。
3 中まで火が入り、ホクホクの食感になったら塩、青のりをふって完成。

じっくり炒めると
ホクホクの食感に！

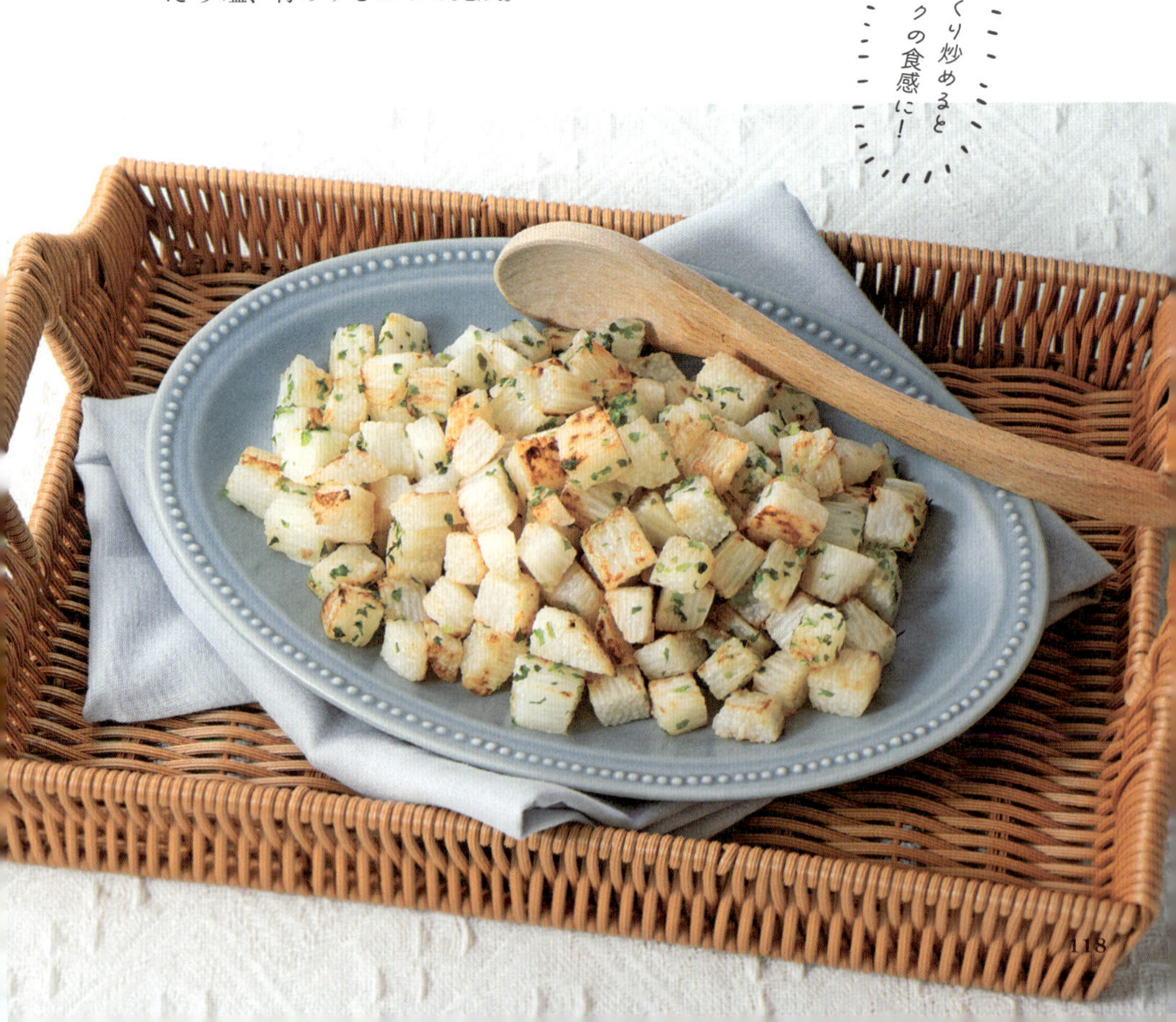

お好みや体調に合わせて
長芋+αの食材で
作ってもOK！

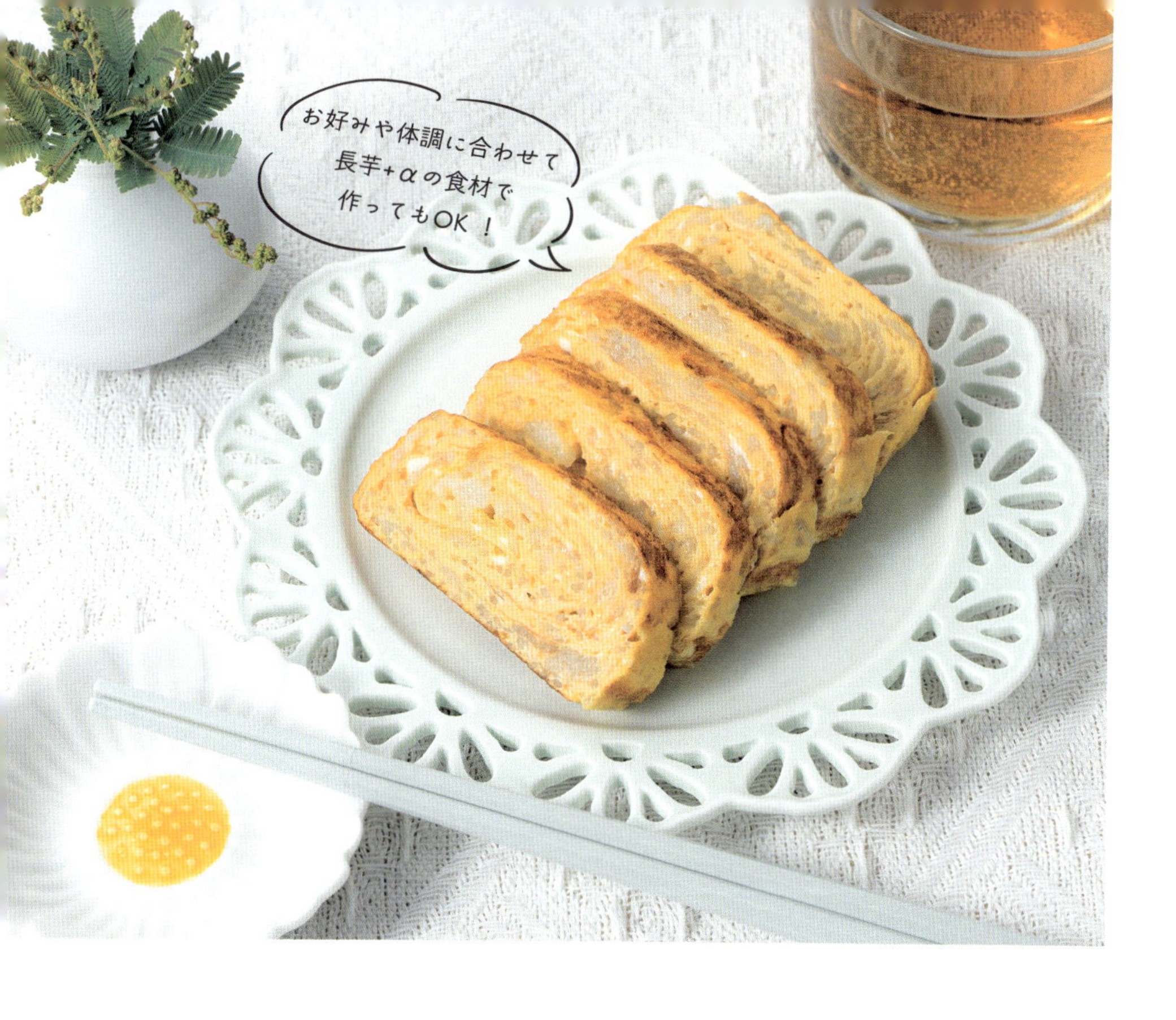

長芋の卵焼き

そのままの長芋が
苦手な子も食べやすい。
お弁当にも使える
卵焼きスタイル。

材料（4人分）

長芋…200g
溶き卵…3個分
塩…少々
（必要ならオイル少々）

作り方

1. 長芋は皮をむき、千切りピーラーなどで細く切ります。
2. 卵焼き器で、長芋をじっくり 弱火で焼きます。
3. 長芋に火が入ったら、塩を入れた溶き卵を流し入れて卵焼きにします。

オーブン焼きは
皮ごと食べることも
できるので
チャレンジしてみて！

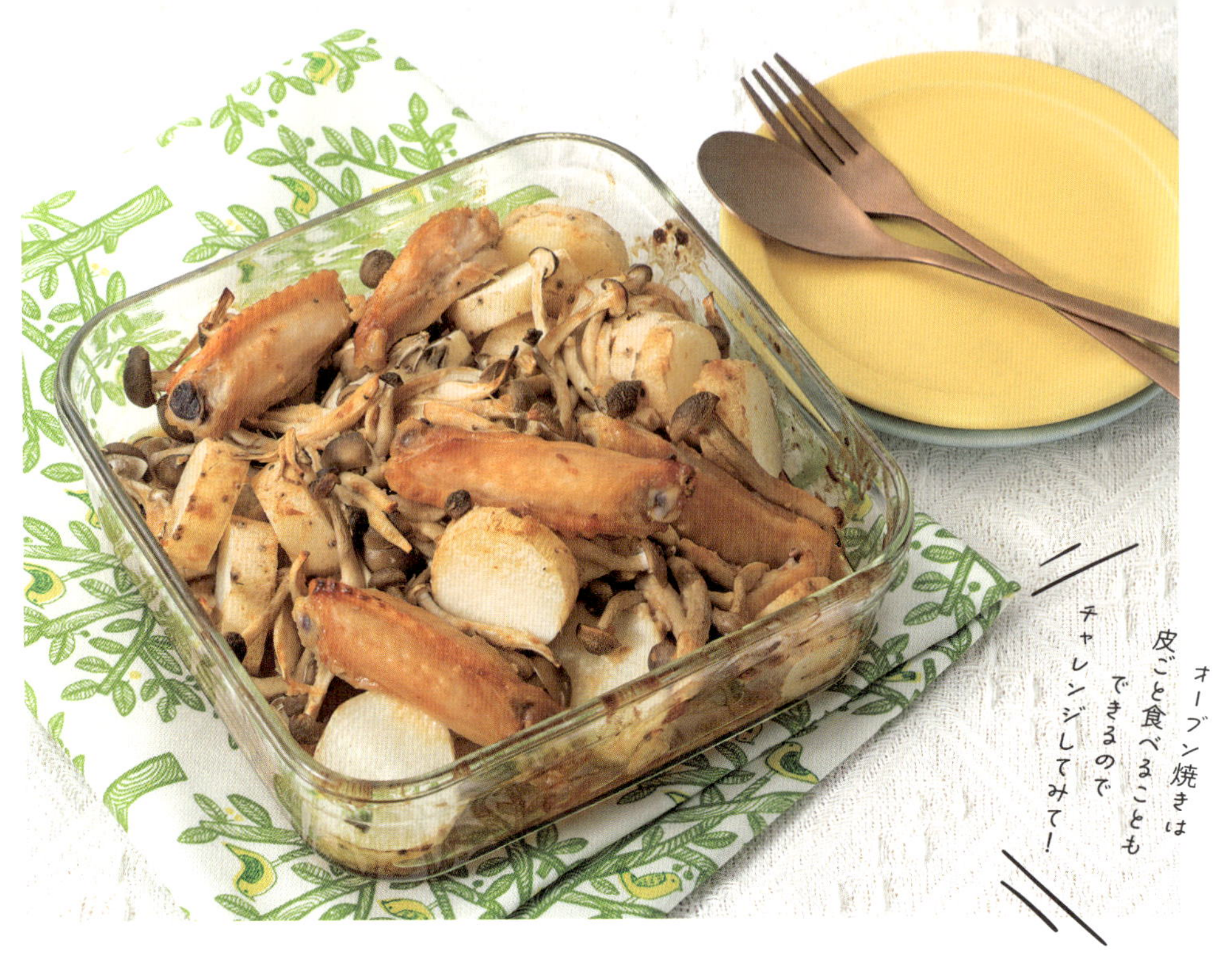

長芋のオーブン焼き

たっぷりの長芋を
お肉と楽しめる主役のおかず。
手間なく簡単に作れるのも
嬉しいレシピ！

材料 （4人分）

長芋…300g
鶏手羽中…12本
しめじ…1株
A 甘酒…大さじ3
　味噌…大さじ1
　醤油…小さじ2
　塩…少々

作り方

1 長芋は皮つきのまま食べやすい大きさに切り、しめじは小房に分けます。
2 袋に鶏手羽中、Aの調味料を入れてもみ、15分ほど味をなじませます。
3 耐熱の器に1、2を並べて180℃のオーブンで30分ほど焼きます。

長芋ご飯

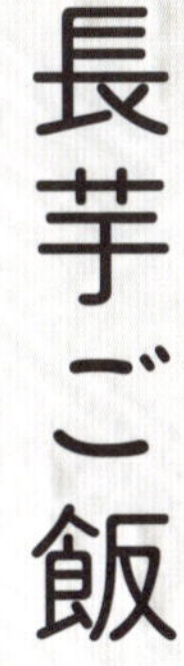

シャキッとした食感が残る
炊き込みご飯。手軽に長芋を
活用したいときにおすすめです。

材料 （4人分）

長芋…200g
米…2合
醤油麹…小さじ1

作り方

1 長芋は皮をむき、食べやすい大きさに切ります。
2 米を研ぎ、30分ほど吸水させて、1の長芋、醤油麹を入れて炊きます。

カットサイズによって
食感も変わるので
お好みのサイズで
調理してみよう！

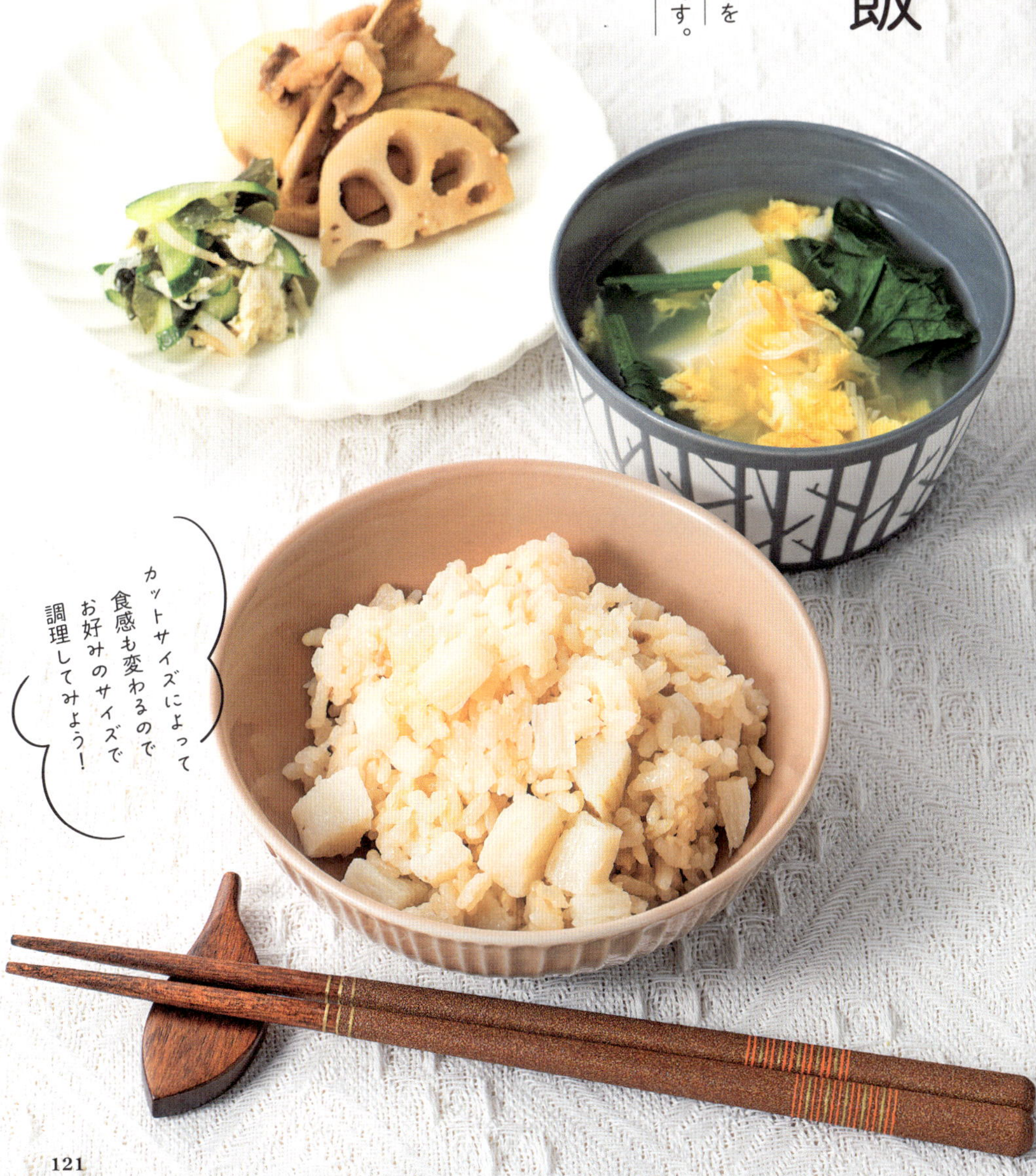

自分の身体を元気にできる知識があるということは、お子さん自身にとっての安心感にもつながったようで、開始２カ月でみるみる体調が変化していきました。

血を補った効果が出て、不安な気持ちが明らかに減り、お友達とバスや電車で、外出までできるようにもなりました。２カ月前は不安な気持ちから、家を出ることすらひと苦労だったのに、素晴らしい変化でした。

さらに、毎月発熱していたのが嘘のように風邪をひかなくなり、常連だった保健室にも行かなくなったとのこと。朝ごはんもモリモリ食べて、元気いっぱいにダンスが踊れる身体に変わっていきました。

なぜ自分が病気になってしまったのか、不安で怖くて、ずっと泣いていた娘さん。ほんの数カ月で、活発にお友達と外出し、大好きなスポーツを全力でできる本来の性格と身体を取り戻せました。最近は「歯ブラシのケースがスムーズに開いただけで、あー、幸せだなって言っています」との報告を受けたのですが、小さな幸せを感じられる、そんな気持ちも、つらい経験があったからではないかなと思わずにはいられません。

病気になったり、体調が悪くなったりするのは、誰のせいでもありません。

でも、毎日の食事で、こどもたちの身体は驚くほど変化していくのだと感じています。

Column

病気で性格が変わってしまった子
（小学５年生の女の子）

「治らないなら、もう一度人生をやり直したい」

運動が大好きで、ダンスやスポーツにも積極的に取り組む性格だったのですが、ある頃から体調不良に。大好きだったダンスも、最後まで踊れないことが多くなり、検査をしたところ「甲状腺機能亢進症」と診断されました。薬で症状は落ち着いたので、日常生活は送れると言われたそうですが、以前の毎日とはほど遠い状態に。

不安感が強く、疲れやすく学校も休みがちになっていることから、まずは気持ちを安定させることを目的とした食事をお伝えしました。

薬膳では、不安感は「血」の不足や「心」の不調とも関係しているので、「血」を補い、不安感を取り除き、「心」を滋養する効果のある貝類を積極的に取り入れていただきました。貝の味噌汁は初挑戦だったようですが、おいしく取り入れやすかったようです。

朝ごはんも食べられない日が続いていたので、それまでパン食が中心だったものを、ご飯と味噌汁に変更。少量でもいいから、パン以外のものを食べることを意識してもらいました。

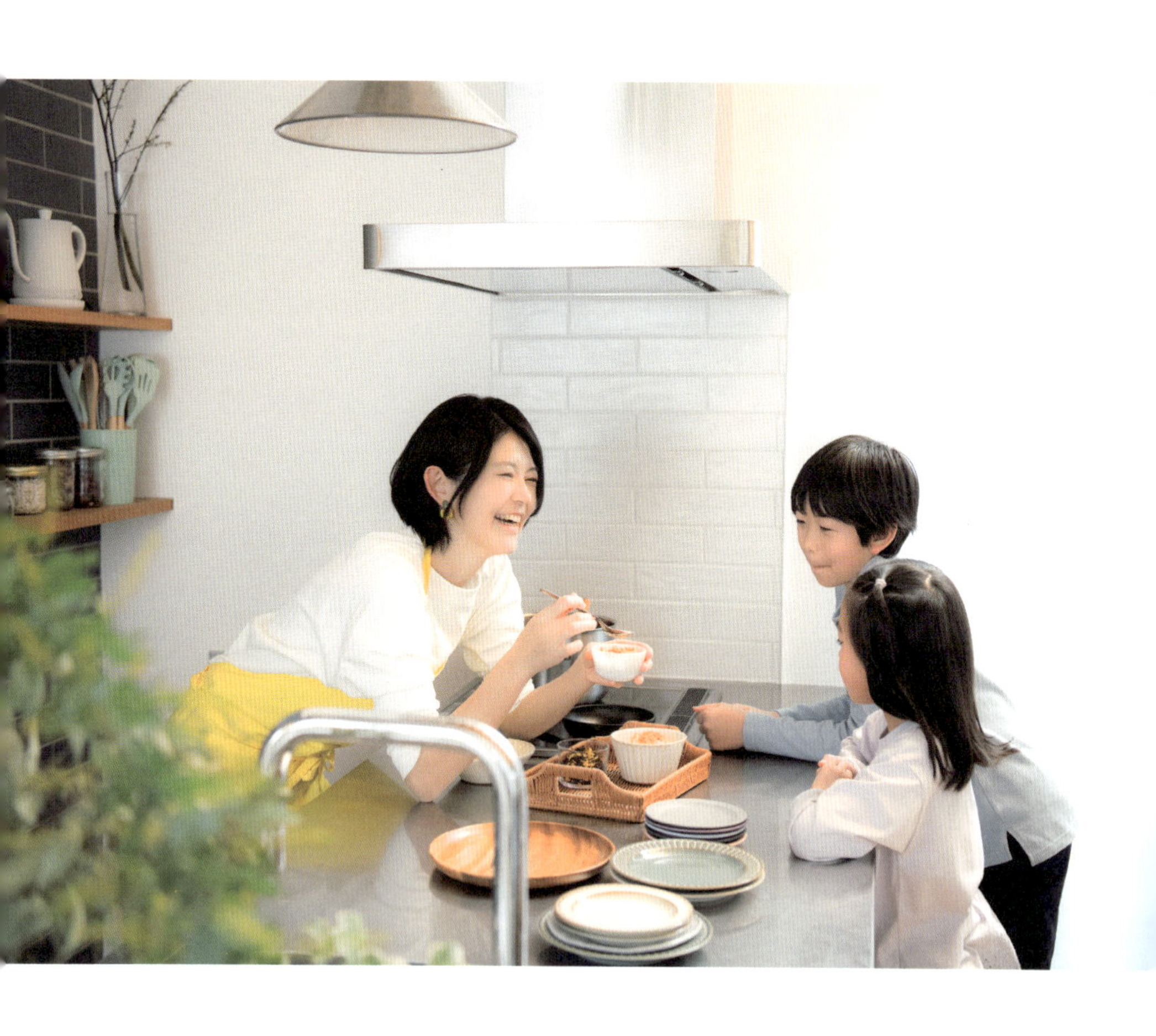

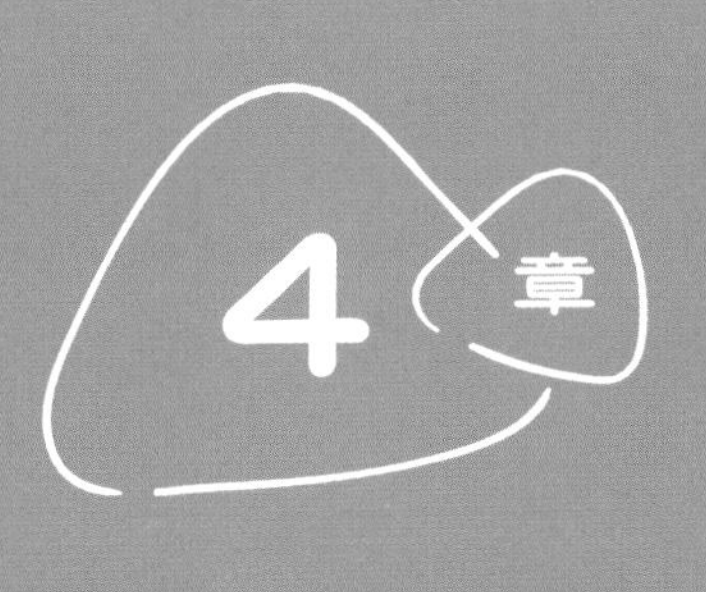

4章 旬の食材で元気いっぱい！季節の薬膳レシピ

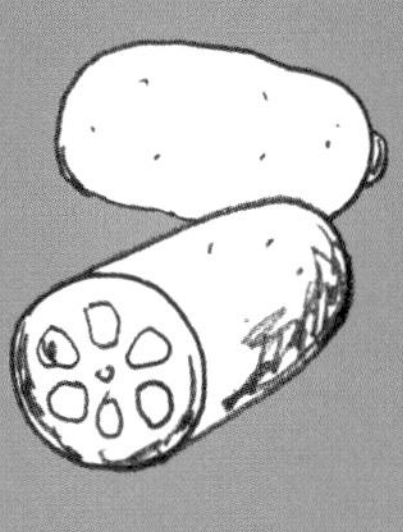
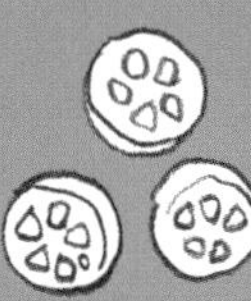
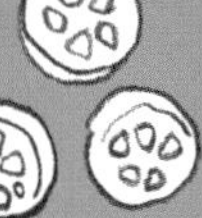

簡単なのに喜んでくれる！季節の薬膳レシピ

「旬の野菜を食べると身体が元気になる」

こんな言葉を聞いたことはありませんか？

これは薬膳でも同じです。季節によって気温や空気感、自然の流れが変わり、その影響で不調が出ます。季節の食材で、その季節特有の体調に合わせたごはんを食べることが大事なのです。

たとえば、寒い冬に、さらに身体が冷える食材を食べてしまうと、体調は悪化します。一年で一番寒い冬には、必然的に身体を温める食材が必要になるのです。

昨今は温暖化の影響もあり、日本の四季を感じにくくなりましたし、ハウス栽培や海外からの輸入で、一年中様々な食材を手にすることができます。

しかし、「そろそろ生のとうもろこしが食べられる季節だね」「スイカが旬の時期になって、おいしくなってきたよ」、こんなふうにお子さんと話をすることで、自然と季節ごとのおいしい旬の食材を意識できるようになっていくはずです。

そして、それとあわせて、旬の食材が強い身体をつくってくれるんだよ～などと伝えてみてはいかがでしょうか。

季節や自然の流れを感じることは、こどもの豊かな心を育むきっかけにもなると言われています。

本章ではそれぞれの季節の特徴と、こどもでも食べやすい、毎日のごはんに活用できる、季節の薬膳レシピをご紹介します。

季節ごとに変わる！こどもの不調

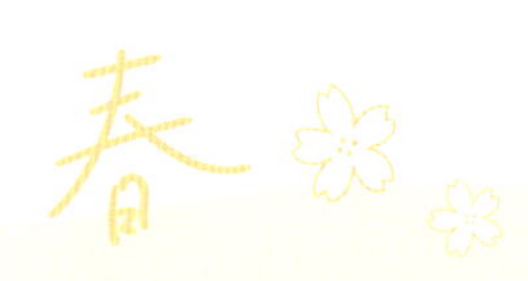

ぽかぽか陽気が子どもの不調を招く!?

過ごしやすい季節ではありますが、さまざまな不調が出てくる季節です。イライラしたり興奮しやすくなったりし、癇癪や夜泣きが起こりやすくなります。また、「血」の不足で、花粉症、乾燥、蕁麻疹（じんましん）などの不調が現れることも。春は身体の巡りをよくする食材をとることが大事です。

おすすめ食材　柑橘類、セロリ、香味野菜など

→ 130ページ参照

空気も身体もジメジメ鬱々とした気分にも…。

雨の影響で余分な水分が身体の中で停滞することで、むくみ、身体のだるさ、頭痛などの不調が出てきます。この時期の不調はスッキリ解決しないことも多いので、日々の食養生が大事。水分を排出してくれる食材を用いることで、滞りがちな水分代謝を上げることができます。

おすすめ食材　とうもろこし、ハトムギ、豆類など

→ 134ページ参照

梅雨

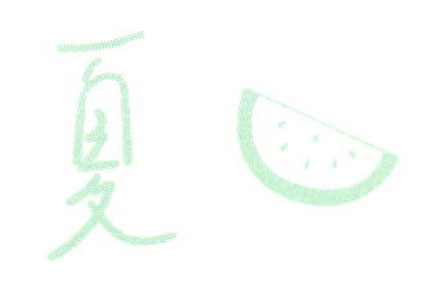

気持ちの興奮、暑さによる疲れに注意！

一年で最も暑い時期。気持ちが興奮することによる不眠やたくさん汗をかくことでの疲れが出たりします。この時期は身体に熱がこもりやすくなるので、水分や水分をつくり出す食材の活用は欠かせません。また汗とともに「気」も流れてしまうので、「気」を補う食材をとることも大事です。

おすすめ食材　トマト、スイカ、きゅうり、梅など

→ 138ページ参照

秋

身体の中も乾燥する！　潤いが鍵！

大気の乾燥により身体の内部も乾燥し、特に肺にダメージを受けます。咳や鼻水、風邪や感染症なども起きます。この時期は身体のエネルギーを満たすことが大事です。また、秋は悲しみの季節といわれており、シクシク泣き続けることもあります。肺を潤す食材を活用していきましょう。

おすすめ食材　蓮根、白きくらげ、きのこ類など

→ 142ページ参照

十分な睡眠をとり、冷えに注意したい季節

寒さや乾燥によるしもやけやお腹の冷えの悪化などの不調が出やすくなります。また、クリスマスやお正月などのイベントも重なり、消化器官に負担がかかることも。さらに食べすぎによる不調も出やすくなります。「腎」が弱くなりがちなので腎をケアする食材を活用しましょう。

おすすめ食材　ニラ、エビ、黒ごま、くるみなど

→ 146ページ参照

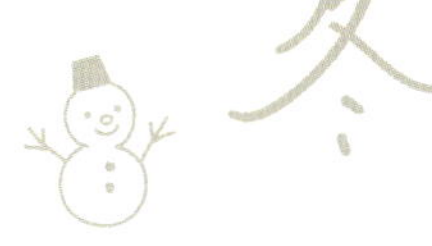

エネルギーあふれる春

木々が芽吹く一年の中で最も季節の変化が激しいとき。枯れ木や枯れ草になった大地から、新しい葉や芽が生えてくるエネルギーは、すさまじいものです。

冬眠していた動物も目を覚まし、活発に動き出す時期。そんな季節には、外気を浴びて春の空気に触れるなど、身体のスイッチを入れ替えることもおすすめです。

春は風が吹き上がるように「気」が上昇しやすい時期で、この季節は身体の上半身や頭部に不調症状が出ます。具体的には、目の痒みや結膜炎、頭痛などの不調が現れます。身体のエネルギーである気も上に上がることから、こどもたちは、イライラしたり、興奮しやすくなったりします。癇癪や夜泣き、兄弟喧嘩が起こりやすくなったりしますが、薬膳を知っていると「春の影響を受けているな」と、少し落ち着いた目で見ることができるかもしれませんね。他にも、心が不安定になり、自律神経にも影響が出やすくなります。

春は、冬に溜め込んだ老廃物を一気に体外に排出しようとします。いわゆるデトックスの時期です。春に出回るたけのこや山菜、ごぼう、あさりなどは解毒効果のある食材です。冬の身体から春の身体へモードチェンジする手助けをしてくれます。

イライラ気分には、巡りをよくする柑橘類、セロリ、香味野菜などがおすすめなので、おやつに柑橘類を活用してもいいですね。苦手で食べられない子は、好きな香りのするアロマオイルなどを楽しむのも、効果的ですよ。

寒い冬から暖かい春へ変化するこの時期は、季節の変わり目であり、気温差も激しいことから、身体のエネルギーである気・血も不足します。それにより、身体の潤いやアレルギーを抑える力が不足し、花粉症や皮膚の乾燥や蕁麻疹などの不調症状も出るので注意が必要です。山芋やじゃがいも、大豆など、芋類や豆類、米類を活用した食事を取り入れてみましょう。

春の養生

冬から春に身体を切り替えるためにも、外に出て伸び伸び遊ぶことがポイント！自然の中で身体を思いっきり動かしたり、好きなことを思う存分させてあげましょう。

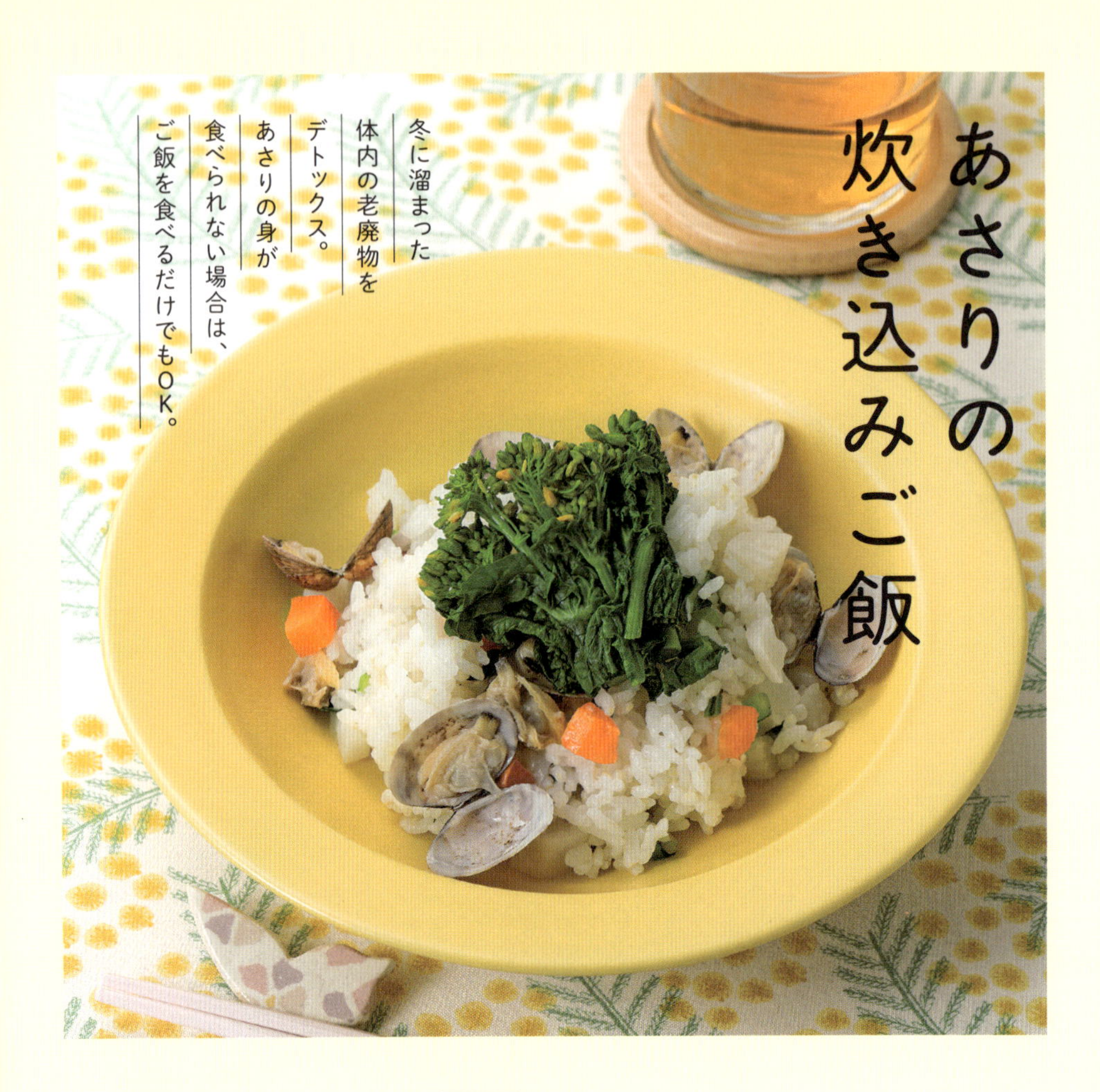

あさりの炊き込みご飯

冬に溜まった
体内の老廃物を
デトックス。
あさりの身が
食べられない場合は、
ご飯を食べるだけでもOK。

材料（4人分）

あさり……150g
米……2合
かぶ……1個
人参……小1本
菜の花……1束
A 塩……少々
調理酒……小さじ1

Point

あさりは殻つきのほうが効能が高いですが、缶詰を使用しても手軽に作ることができます。

作り方

1 米を研いで、30分ほど吸水させます。

2 鍋に砂抜きをして洗ったあさり、水300㎖（分量外）を入れて弱火でゆっくり加熱します。貝の口が開いたら火を止め、あさりを取り出します。

3 かぶは皮をむいてさいの目に切ります。人参も同じサイズになるように、さいの目に切ります。

4 **1**の米をザルに上げ、炊飯器に入れます。**2**の貝のだし、**A**の調味料を入れて2合の目盛りになるまで水を入れます。**3**の野菜を入れ炊きます。

5 炊き上がったご飯を盛り、あさりと茹でた菜の花を飾ります。

レバー入り人参つくね

目の不調が出やすい春は、レバーと人参でケア。
レバーもみじん切りにすると、
おいしく食べることができますよ！

材料（4人分）

鶏胸ひき肉……200g
鶏レバー……50g
木綿豆腐……50g
しめじ……½株
人参……100g
（必要ならオイル少々）

A
塩……少々
片栗粉……大さじ2
醤油麹……小さじ1

B
醤油……大さじ½
みりん……大さじ1

作り方

1 鶏レバーは細かくみじん切りにします。しめじはみじん切りにします。
2 人参はすりおろします。
3 ボウルに1、2、木綿豆腐、鶏胸ひき肉を入れてよく混ぜます。Aを加えてしっかり混ぜ合わせます。
4 食べやすい大きさに丸く成形して、温めたフライパンで焼きます。両面に焼き色がついたら、Bの調味料を加えて味を絡ませます。

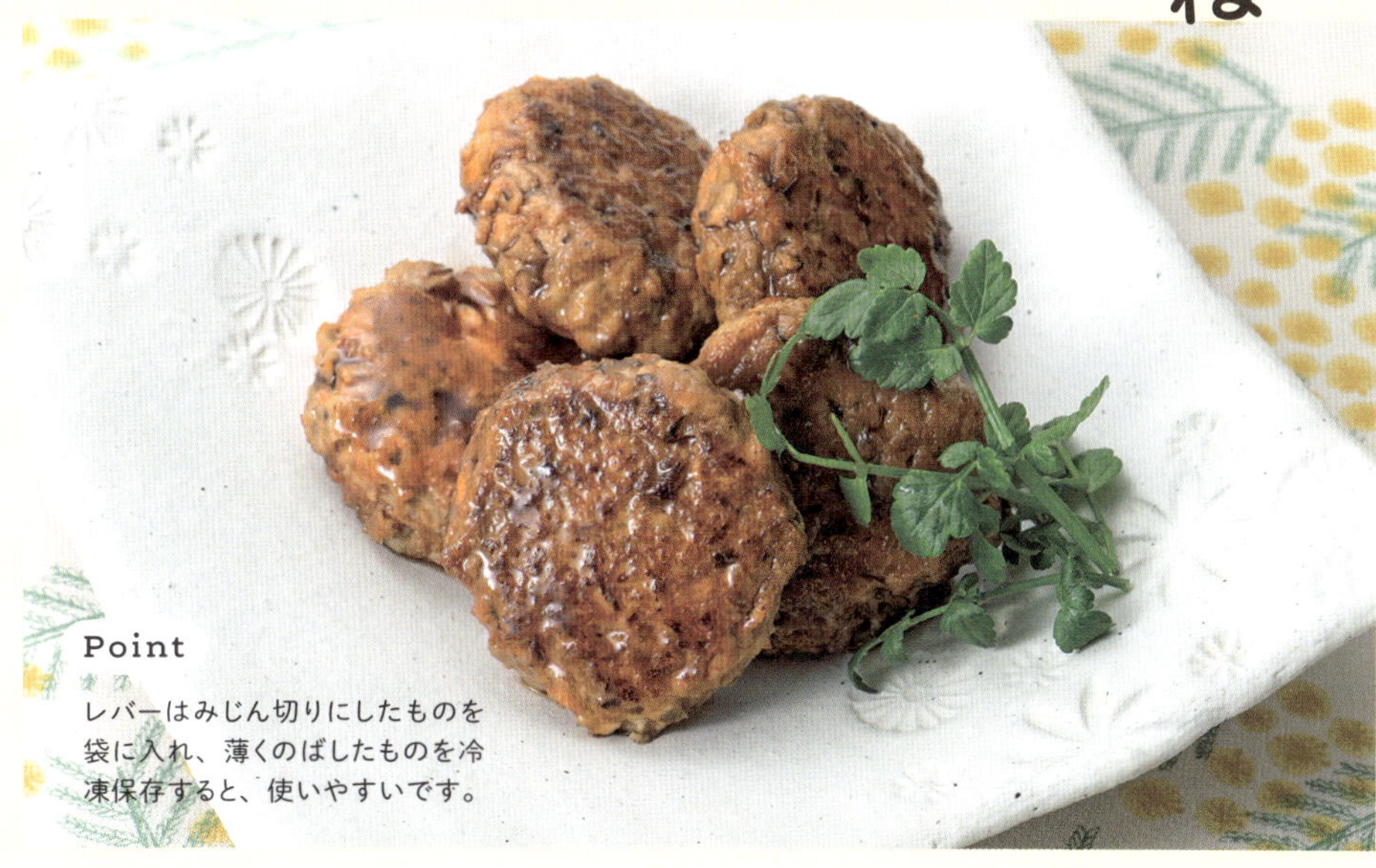

Point
レバーはみじん切りにしたものを袋に入れ、薄くのばしたものを冷凍保存すると、使いやすいです。

空気も身体もジメジメする梅雨

海に囲まれた日本では、本来薬膳で定められている梅雨のシーズンとは少し解釈が異なることがあります。こども薬膳では、湿気の多い暑い日には、梅雨の養生を心がけるようにとお伝えしています。

この時期は雨も多く、ジメジメした季節。大気中の湿気が、身体の中にも侵入することをイメージしてみてください。余分な水分や湿気が身体の中で停滞すると、むくみや皮膚疾患、身体のだるさや頭痛などの不調症状を引き起こします。そんなときは、湿気を除去するとうもろこしやハトムギ、豆類などの食材がおすすめです。

特に豆類は、水分の調節をするとともに、胃腸を元気にする力もあるので、ぜひ活用してみてください。そのまま食べてもいいですが、小豆茶や黒豆茶などお茶類で活用してもいいですね。

ジメジメした暑さが続くことから、冷たい飲み物が増えてしまうときには、胃腸を温める大葉やニラ、玉ねぎ、生姜などを取り入れてみましょう。しかし、こどもが長期的に食べることはおすすめしません。冷えがあるときに取り入れましょう。

梅雨シーズンの不調は重だるく、なかなか治りにくいのが特徴です。薬だけではスッキリ解決しないことも多いので、日々の食養生が欠かせません。喘息やアトピーの悪化にもつながるので、この時期に毎年悪化してしまう子は、水分調整をする食材を使うなど、梅雨の食事を意識してみましょう。

梅雨の時期は下半身がだるくなりやすいので、お子さんの様子を見て、なんとなくダラダラしているなと感じたときには季節の影響を考えてみるのもいいですね。

梅雨の養生

うつうつとした気持ちになりやすい時期なので、適度に身体を動かして汗をかくことも効果的です。また、湯船に入り、軽く汗をかくことで、滞りがちな水分代謝を上げることができます。じんわり汗をかく運動も効果的です。

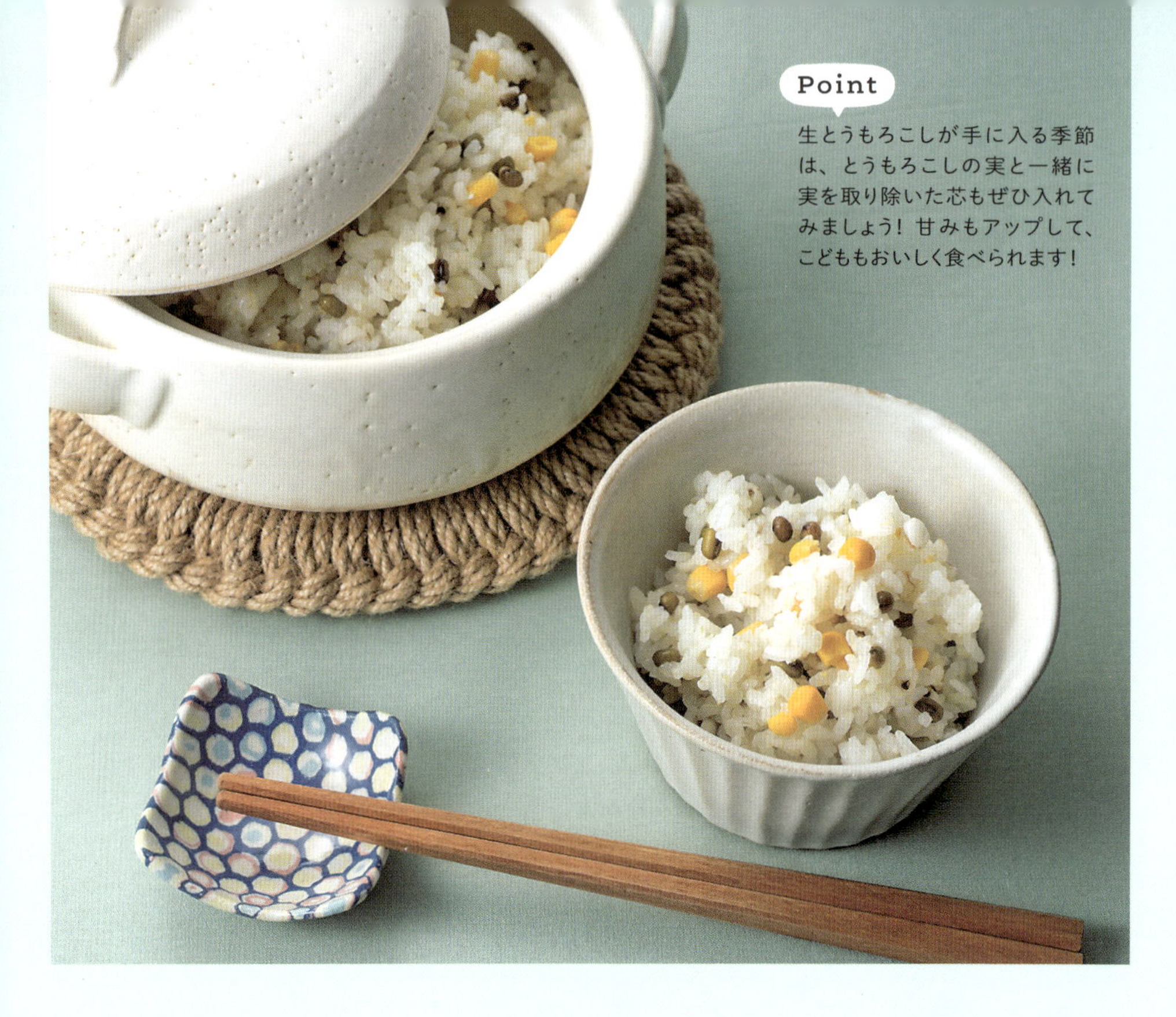

Point

生とうもろこしが手に入る季節は、とうもろこしの実と一緒に実を取り除いた芯もぜひ入れてみましょう！ 甘みもアップして、こどももおいしく食べられます！

とうもろこしと緑豆のご飯

湿気によるむくみで
体のだるさが気になる梅雨。
とうもろこしは
甘みがあって食べやすく、
むくみ除去にもなる
お助け食材。

材料（4人分）

米…2合
ホールコーン缶…50g
緑豆…大さじ1
ハトムギ…大さじ1
塩麹…小さじ1

作り方

1 緑豆、ハトムギは一晩水に浸して吸水させます。
2 米を研いで炊飯器に入れ、2合分の水を加えて30分ほど吸水させます。コーン、1の水をきった緑豆、ハトムギ、塩麹を入れ、炊き上げます。
（生とうもろこしを使う場合は最後にとうもろこしの芯ものせ、炊き上げます）

春雨とわかめのサラダ

春雨、わかめ、もやしは水分の排出を助ける食材。むくみがちで皮膚症状の悪化が気になる子にもおすすめです。

材料（4人分）

ささみ…… 2本
きゅうり…… 1本
塩蔵わかめ…… 30g
春雨…… 15g
もやし…… 100g
A 米酢…… 大さじ2
ごま油…… 小さじ½
醤油…… 小さじ1
砂糖…… 小さじ½
塩…… 少々
ささみの茹で汁…… 大さじ2

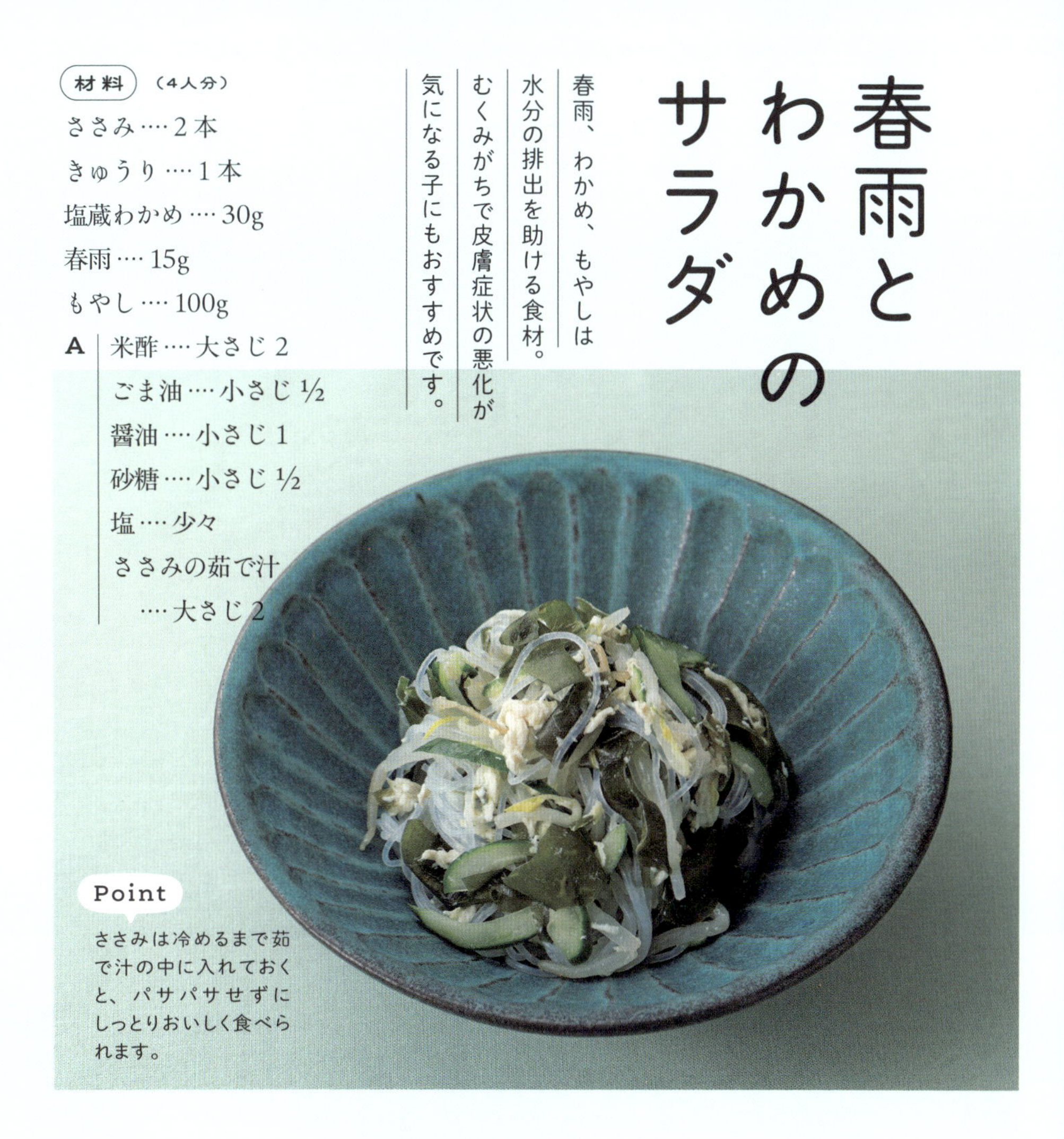

Point
ささみは冷めるまで茹で汁の中に入れておくと、パサパサせずにしっとりおいしく食べられます。

作り方

1 ささみは沸騰した湯の中に入れて弱火で10～15分茹でます。中まで火が入ったらそのまま湯の中で粗熱が取れるまで冷まします。

2 きゅうりは縦割りにしてから斜め薄切りにします。塩蔵わかめは水洗い後に塩抜きし、食べやすい大きさにカットします。

3 もやし、春雨は、1のささみを取り出した湯の中で茹で、しんなりさせてからザルに引き上げます。

4 ボウルに1のささみを、手で潰すようにしながら裂いて入れます。2、3をボウルに入れ、Aの調味料を入れてよく混ぜます。味がなじんだら完成です。

興奮しやすく、眠りも浅い夏

一年で最も暑い時期です。汗をたくさんかくことで疲れが出たり、身体に熱がこもりやすくなります。冷たい飲み物やアイスなどを食べることで、胃腸が冷えてしまう子も多い季節です。冷たい食べ物はお腹の冷えにつながるので、冷える食材を食べた後には玉ねぎや梅、にんにくなど、身体を温める食材を活用してみましょう。特に梅を使ったドリンクや梅干しは夏の身体の不調を改善してくれる優秀食材です。

また汗をかいた後は水分や水分をつくり出す食材を食べることも大事ですが、汗と共に流れ出てしまう「気」を補う食材も積極的に食べましょう。身体のエネルギーや水分を補充するトマトやスイカ、梅などの食材がおすすめです。

熱中症対策は水だけでは難しいということはご存じでしょうか。

薬膳でも、汗=水分ではないと考えられています。汗で失った水分と、身体のエネルギーを補充することで身体の疲れを回復することができます。汗をかいた後は、パイナップルやブドウなどのフルーツも取り入れてみましょう。

また、近年の猛暑の影響で、エアコンの効いた室内にいる時間が増えたこどもたちも多いようです。本来、暑い季節には適度に暑さを感じることも大事だとされていますが、エアコンの効いた部屋で過ごすことで、身体のバランスを崩すことも多いようです。さらに、氷入りの飲み物やアイスを食べる機会も多くなってしまいがち。しかし、この時期に身体を冷やす食べ物ばかりを食べるのはＮＧ。

夏は陽気にあふれているシーズンでもあるので、こどもたちは興奮しやすく、急に落ち着きがなくなったり、集中力の低下が心配になったりもするでしょう。

また、気持ちが興奮することで不眠にもなりがちです。卵、ひじき、ホタテなどは気持ちを落ち着かせ、眠りを誘う効果があるので、夜ごはんに活用してみましょう。

夏の養生

暑いからといって冷やしすぎには注意。夏に身体を冷やしすぎてしまうと、秋から冬にかけての不調にもつながります。熱中症に気をつけながら、暑さを感じる生活も心がけましょう。

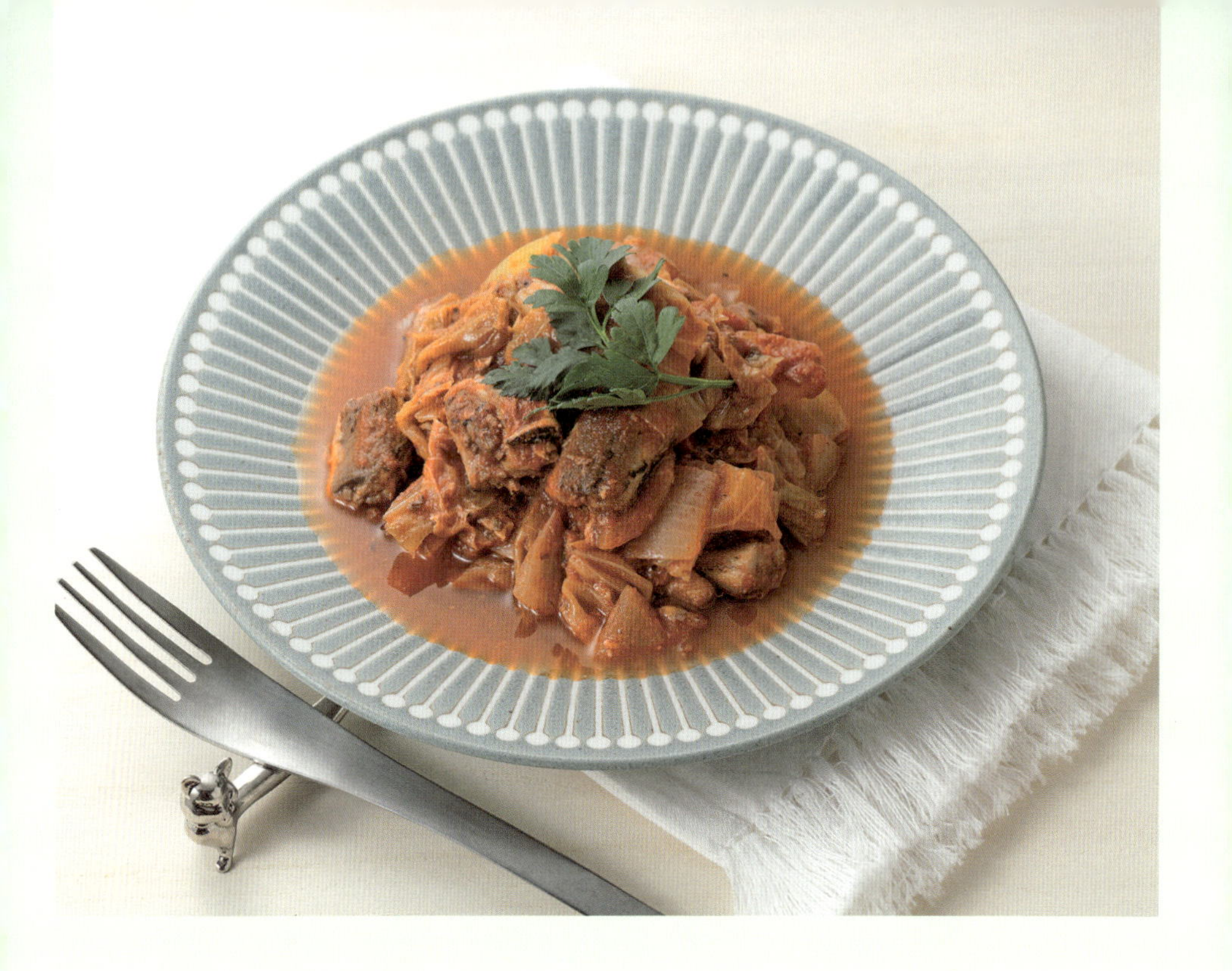

イワシのトマト煮

夏の眠りにくさや
興奮した気持ちを
鎮めてくれるイワシ。
トマトとなつめの甘みで、
魚料理も食べやすく
なりますよ。

材料（4人分）

イワシ水煮缶 …… 1缶
玉ねぎ …… 小1個
キャベツ …… 100g
なつめ …… 3個
トマト缶 …… 1缶
塩…適量
イタリアンパセリ …… 好みの量

作り方

1 キャベツはざく切り、玉ねぎは1cmの厚さに切ります。
2 鍋に1の食材、イワシ水煮缶、トマト缶を入れます。手で半分に裂いたなつめを加えて加熱します。
3 玉ねぎの甘みが出たら、塩で味をととのえます。器に盛りつけてイタリアンパセリをのせます。

Point

生のイワシを使って作ると、よりおいしく仕上がります。骨まで柔らかい食感にしたいなら、圧力鍋を使い弱火で30分ほど煮込みましょう。

梅干しときゅうりのおにぎり

夏バテ予防に食べたい梅干しと、
身体の熱冷ましになる
きゅうりをおにぎりに。
梅干しの酸味が苦手な子は、
細かく刻んで少量にしても。

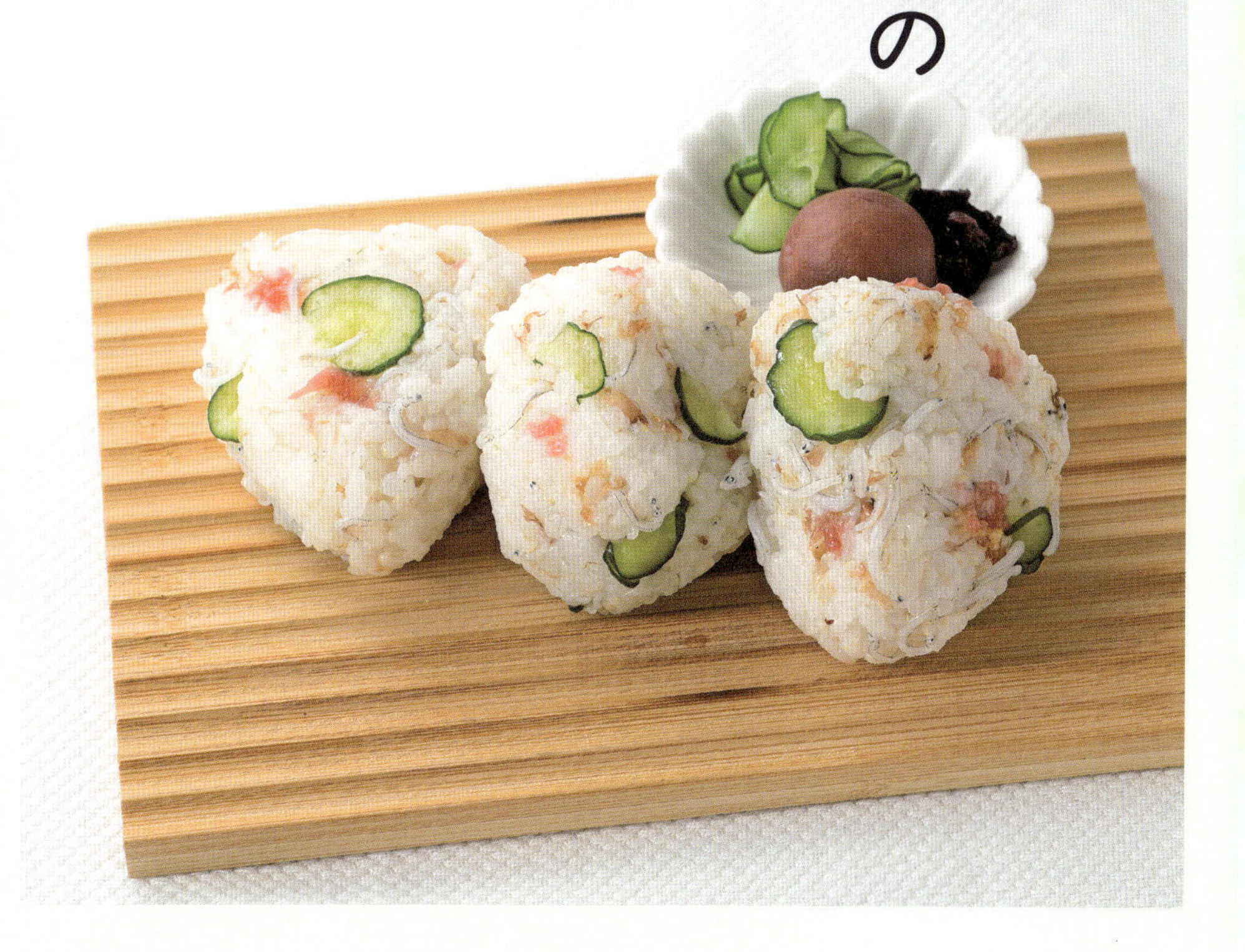

材料（4人分）

ご飯…4膳分
梅干し…2個
きゅうり…1本
しらす…30g
鰹節…1袋（5g）

作り方

1 梅干しはみじん切り、きゅうりは薄切りにします。
2 ボウルにご飯、1と、しらす、鰹節を入れてよく混ぜます。
3 お好みの形に握ります。

Point

ラップやクッキングシートに包んで握ると、手にご飯粒がつかずにこどもでもお手伝いができますよ。

乾燥しやすい秋

この季節のキーワードは「乾燥」。大気の乾燥が身体の中にも影響し、特に「肺」がダメージを受けやすくなります。身体の内部の乾燥により、咳、鼻水などの症状が現れたり、風邪や感染症なども起きます。

また、秋の始まりは、夏の疲れが残っていたり、夏に汗をかきすぎたことによる影響が出やすい時期でもあります。夏に身体の中から失った水分を補えずに秋を迎えると、その症状が悪化する傾向にもあります。「肺」の乾燥を補う食材としておすすめなのが、蓮根、白きくらげ、卵などの食材です。特に蓮根は穏やかに効果の出る食材なので、乾燥が気になる秋は毎日食事に取り入れてもいいでしょう。

また、肺に影響が出ると、咽頭痛や空咳などから始まる風邪をひきやすくなります。薬膳では、外からのウイルスや感染症に対抗するには、身体のエネルギーを充実させておくことが大事だと考えられています。

エネルギーを補充する食材は芋類やきのこ類がおすすめ。こどもが食べやすいさつまいもをご飯やおやつに利用してもいいですね。

乾燥が進みすぎることで、乾燥熱が発生することも多いシーズン。皮膚の炎症が酷くなり、顔のほてり感や、夜の眠りにくさなどの症状が現れます。

特に秋の終わりの寒さが感じられる時期に熱を加える生姜やねぎ、油物や甘いものなどを多食することでも症状が現れるので、気をつけましょう。

また、秋は悲しみの季節ともいわれていて、肺が弱っていると、シクシクと泣き続けてしまうお子さんも多いです。

春と違うのは、泣き方が激しくないこと。学校や園に行く前に泣いてしまったり、なかなか泣きやまない場合は、乾燥を防ぐ前述の食材を利用してみましょう。

秋の養生

夜がだんだんと長くなってくる秋は、夜にしっかり睡眠をとって身体を回復させ、朝は少し早く起きることが大事だとされています。起床が遅くなるとリズムが崩れ、巡りの悪化にもつながるので注意しましょう。

白きくらげと卵のスープ

肌の乾燥や顔のほてりは
潤い不足のサイン。
白きくらげはスープや
ひき肉料理に混ぜ込むと
食べやすいのがポイント！

作り方

1 白きくらげは水で戻して、食べやすい大きさに切ります。豆腐は角切りにします。えのきは石付きを取り、ざく切りにします。ほうれん草は4cm長さに切り、水にさらしてアク抜きをします。
2 鍋に水800mℓ（分量外）、**A**のだしと調味料を入れます。**1**の白きくらげを入れて弱火で煮ます。
3 白きくらげがお好みの固さになったら、**1**の豆腐、えのき、ほうれん草を加えます。
4 沸騰したところに溶き卵を回し入れます。

材料（4人分）

白きくらげ……2塊
豆腐……100g
えのきだけ……50g
ほうれん草……2株
卵……1個

A だしパック……1袋
塩……少々
醤油……小さじ1

Point

白きくらげは、ゆっくり長く煮るとトロトロの食感に、短時間で煮るとコリコリ食感になるので、お好みの固さに調整してみましょう。

さつまいもと蓮根の甘辛焼き

夏の疲れと乾燥が
気になるシーズンには
きのこと蓮根の料理を活用!
こどもも大好きな甘辛味で、
ご飯も進むお料理に。

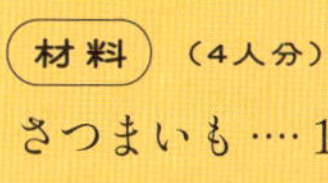

(4人分)

さつまいも····1本
蓮根····150g
豚こま切れ肉····100g
長芋····100g
舞茸····1株
(必要ならオイル少々)

A
醤油····小さじ2
はちみつ····小さじ2
(1歳未満のお子さんにはNG)
白すりごま····小さじ1

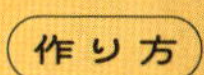

1 さつまいもはイチョウ切りにし、水にさらしてアク抜きをしたら電子レンジ(600W)で2分加熱します。

2 蓮根は、皮をむいて1cm厚さの半切りにします。長芋も蓮根とサイズを揃えるように切ります。舞茸は手で裂きます。

3 フライパンに豚肉を入れ、炒めます。豚肉の赤みがなくなってきたら、**2**の蓮根、長芋、舞茸と**1**のさつまいもを加えて時々蓋をしながらじっくり炒めます。

4 長芋に火が入ったら、**A**の調味料を加えて全体に味を絡め、白ごまを振ります。

Point

フライパンでは火の入りにくいさつまいもは、あらかじめレンジで加熱すると、時短調理することができますよ。

厳しい寒さの冬

一年で一番寒い季節です。寒さや乾燥が原因の不調が多くなるシーズン。寒さが原因で手足のしもやけになったり、冬でもアイスを食べ続けてしまう子もいるので、お腹の冷えの悪化にも注意が必要です。

この時期は、ニラ、エビ、エリンギを食事に取り入れてみましょう、しかしこどもは本来、エネルギーにあふれているので、食べすぎると、熱っぽい症状が出てしまうので、注意しましょう。皮膚の乾燥や、顔のほてり感がある場合は、温めすぎのサインです。小さい頃から身体が弱かったり、身体の成長が遅めな子は、冬に体調を崩す傾向があるので、気をつける必要があります。

冬に不調になりやすい臓腑は「腎」ですが、腎は人間の生命力を司る場所ともいえます。夜尿や頻尿など、膀胱系に不調が見られる子は腎の力が不足していると、薬膳では考えます。

腎に症状が出やすいお子さんは将来、生殖器にも影響が出るといわれています。黒ごまやくるみ、エビなどを日々の生活に取り入れてみましょう。前述した薬膳ふりかけも手軽に腎のケアができるのでおすすめです。

近年のこどもたちは、クリスマスやお正月などのイベントが重なり、消化に負担のかかる食事を食べ続けることも多くなっています。そして、冬は外遊びの機会が減り、食べた分のカロリー消費が低下します。食べすぎによる不調が出やすい時期であることも知っておきましょう。風邪をひいた、アレルギーが悪化した、その理由を探ると実は食べすぎだった、ということも多々あります。実際、こども薬膳への新規の方の体調不良のお問い合わせは、年末年始は通常の1・5倍になります。食べすぎた後の食事は、お腹に優しいものを意識してみましょう。

冬の養生

自然の動物たちが冬眠をする冬は、身体に力を蓄えるシーズンです。この時期に多量の汗をかく運動は、春の不調につながるので気をつけましょう。ゆっくり睡眠をとり、穏やかに過ごすことが養生のポイントです。

Point
ブロッコリーやニラなど、こどもが苦手な食材もみじん切りにしてからチャーハンに入れると食べやすくなります！

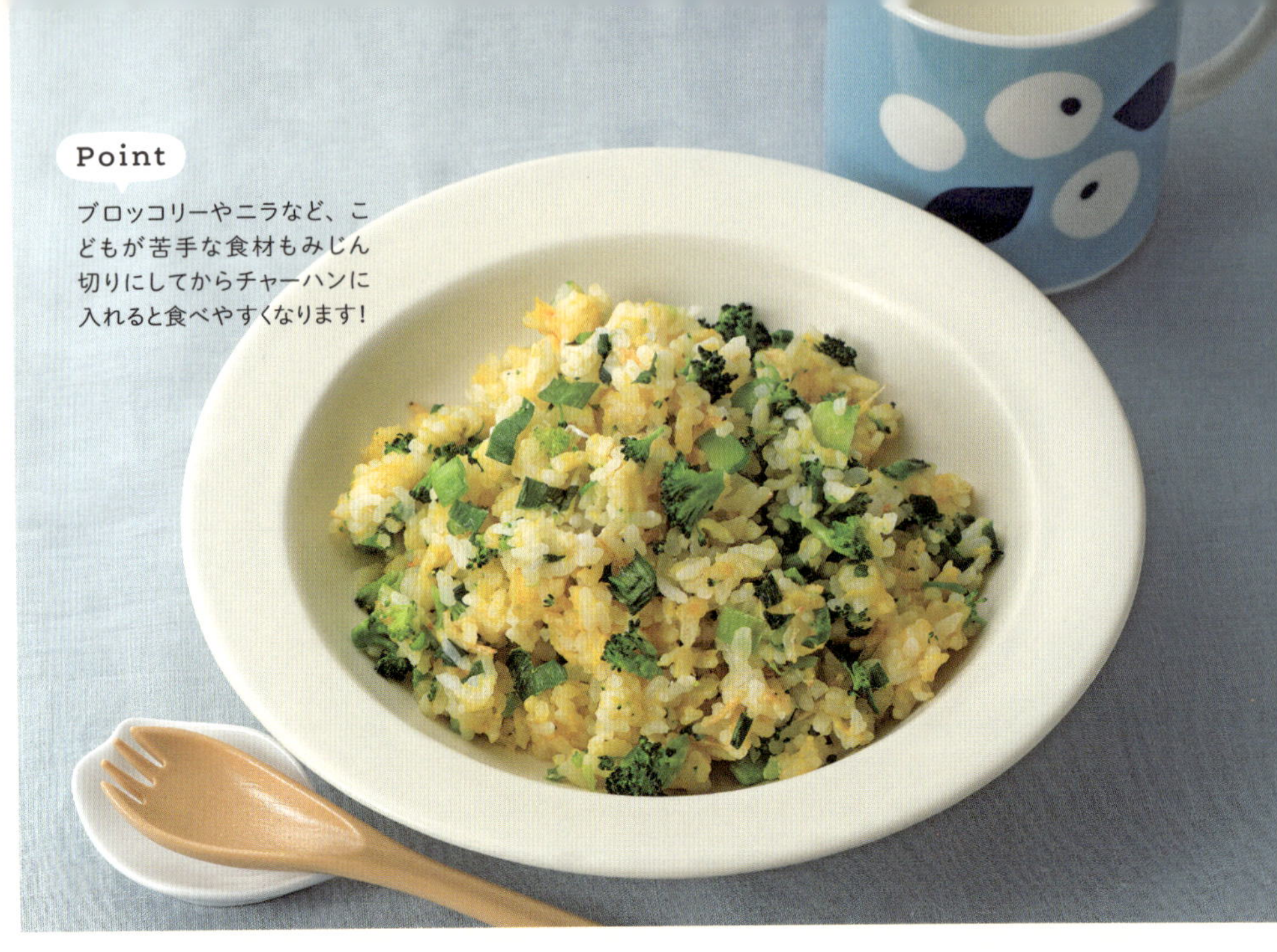

エビニラチャーハン

冷えでしもやけになりやすい子は、体を温めるエビやニラを活用！
野菜嫌いの子も、チャーハンにすると食べやすいのでチャレンジ！

材料（4人分）

ご飯……4膳分
干し桜エビ……10g
ニラ……1束
ブロッコリー……150g
卵……2個
ごま油……少々
A
- ナンプラー……小さじ1
- 塩……少々
- 醤油……小さじ½

作り方

1 ニラは細かく刻みます。ブロッコリーはみじん切りにします。
2 フライパンにごま油を入れ、1のニラとブロッコリーを炒めます。ニラがしんなりしてきたら、いったんバットなどに取り出します。
3 温めたご飯と卵をよく混ぜて、フライパンに入れて炒めます。卵に火が入ったら、干し桜エビ、Aの調味料を加えてよく混ぜ合わせます。
4 2の取り出しておいた野菜を戻し入れて、炒め合わせます。

きくらげと鶏肉の黒酢煮

体のエネルギーが落ちやすい冬は骨付き肉で免疫アップ!
黒酢+肉料理は肉を柔らかく仕上げてくれるおすすめの調理法。

材料（4人分）

鶏手羽元…12本
乾燥黒きくらげ…10g
蓮根…150g
玉ねぎ…1個
しめじ…1株
A 黒酢…大さじ3
　醤油…大さじ2

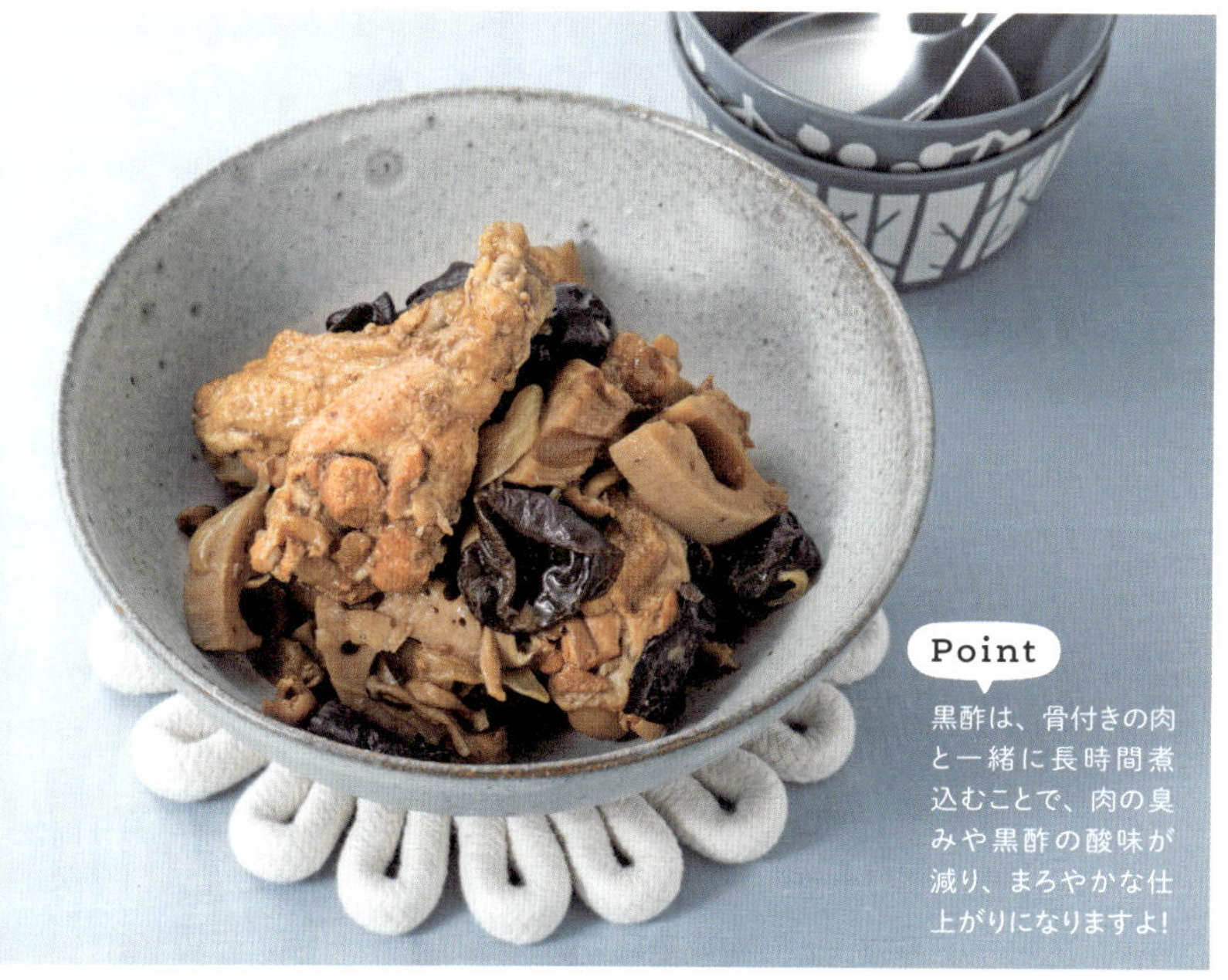

Point
黒酢は、骨付きの肉と一緒に長時間煮込むことで、肉の臭みや黒酢の酸味が減り、まろやかな仕上がりになりますよ!

作り方

1 乾燥黒きくらげは、水で戻して食べやすい大きさに切ります。蓮根は皮をむいて一口大に切ります。玉ねぎは皮をむいて、くし形切りにします。しめじは石付きを取り除き、小房に分けます。

2 鍋に1の食材、鶏手羽元、Aの調味料を入れます。食材がかぶるくらいの水を入れ、加熱します。

3 蓋をしてゆっくり煮込み、骨から肉が外れるくらいの柔らかさになったら、蓋を取って煮汁を煮詰めます。

4 時折全体を混ぜながら煮詰め、味の濃さを調整します。

なったそうです。

その結果、風邪をひきにくくなったり、喘息での入院もなくなったり、胃腸炎になっても慌てず対処したりすることができたようです。

しかも、悩んでいたお母さん自身の心にも大きな変化が！　自分が作ったごはんで、こどもの体調が回復していくのは、母親としての自信にもつながったそうです。

さらに、息子さんが少し咳をしていたので、大丈夫？　と声をかけたら、

「ママ、大丈夫だよ。ぼく、身体が強くなったんだよ！　でもそれはママのおかげだよ。ママがぼくの体調を考えていつもごはんを作ってくれるから」

と言ってくれたそうです。

今までの苦労が報われ、息子にも伝わっていたんだなぁと嬉しさがこみ上げている様子でした。

サッカーが大好きな息子さん。諦めていたサッカーの練習も増やすことができ、スポーツを思う存分できる身体に着々と近づいているようです。

Column

喘息持ちだけど偏食な子

（小学１年生の男の子）

喘息で入院もしているから、本当は健康に気を使った食事を食べてほしいのに、何をやってもこだわりが強くて食べてくれない。喘息の発作が起きないよう、健康的なごはんを食べてほしいのに……何もできない自分が嫌になります、とおっしゃっていたお母さん。

お子さんの偏食に、何で食べてくれないの？　と、イライラした気持ちをぶつけてしまうことも。とりあえず食べるものだけを食べさせていたら、喘息で２度も入院してしまうことに……。

このように、親が食べてほしいものと、こどもが食べてくれるもののギャップに悩んでいる方、実はとても多くいらっしゃいます。そんなときにお役に立てるのが、好きな味つけやおかずに食材をまぜ込む「隠薬於食」の方法です。

喘息は身体に必要な栄養素を全身に供給している「脾」と咳症状や乾燥と関係する「肺」のケアが大事になります。この子の場合は様々な好き嫌いがあったので、まずは脾と肺を元気にする食材にマトを絞って、蓮根と白きくらげを食べていただきました。

食べやすいように、白きくらげをみじん切りにしてつくねや餃子、ハンバーグなどに入れる調理法にチャレンジ。この方法を試すことで、どんな方法でも肺ケアできたならOKと思えるように

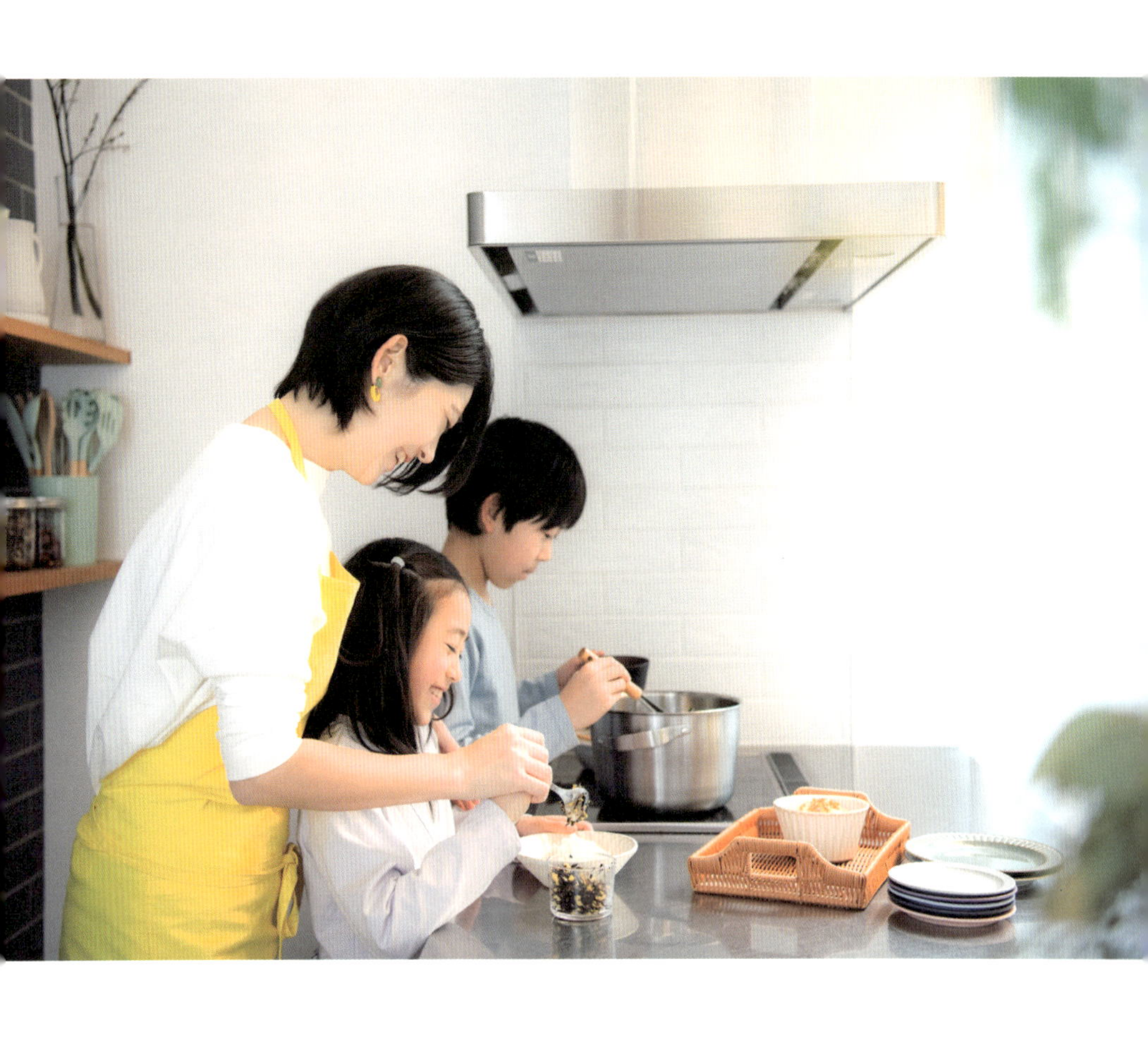

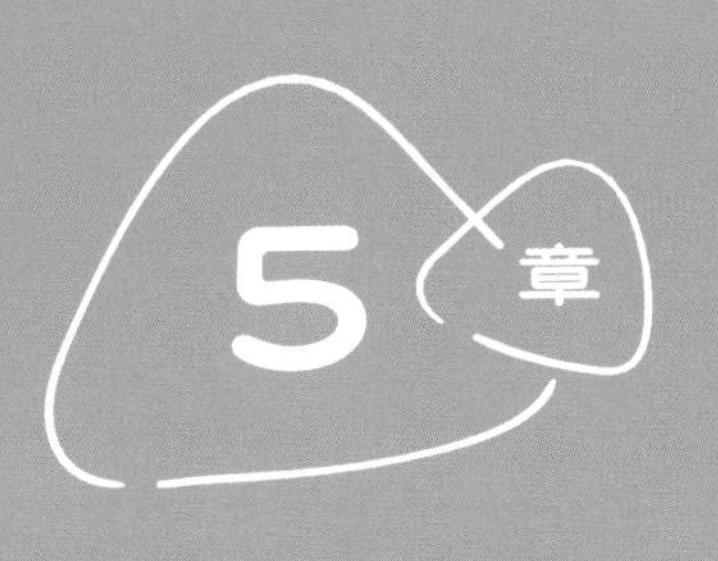

身体にいいのに おいしい! 薬膳おやつのススメ

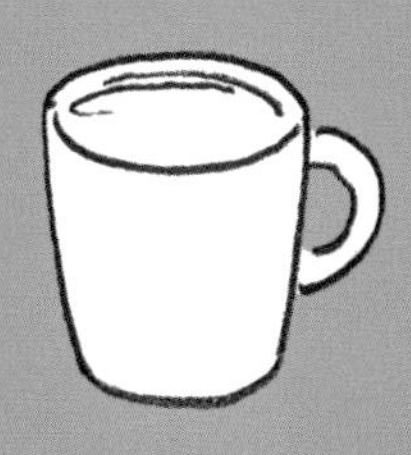

こどもにとってのおやつの役割

こどもの胃のサイズをご存じですか？

大きさは握りこぶしくらいといわれており、一度に食べられる量は限られています。

そしてこれまでお話ししてきたように、こどもの胃腸はまだ未完成で、消化吸収がしにくいことからも、少ない分量を何度かに分けて食べることが重要とされています。

そのことからも、こどものおやつはとても重要な役割を担っていると考えられますね。


こどもにとって「第４の食事」ともいわれるおやつ。

それは決して嗜好品としてのおやつではなく、三食のごはんを補う「補食」としてのおやつと考えるべきではないかと思っています。

こども薬膳でも、おやつに対する考え方は大事にしており、おやつによって体調は悪くもなれば、良くもなると考えています。実際に、

・おやつばかりを食べている生活を変えたら風邪をひきにくくなった
・おやつを変えたら、2日に1回だった便通が、毎日スッキリ出るようになった

そんな嬉しい変化も出ています。

身近で販売されるおやつは、素朴な甘みの少ない味よりも、甘さが引き立つ味のものや、油で揚げたサクッと軽い食感のものが多いです。しかし、そういったおやつは消化に負担がかかり、不調やアレルギーのある子にはおすすめできません。

「お菓子は悪である」という考え方ではありませんが、**体調が悪いのにお菓子を食べ続けることは、不調を悪化させる原因にもなり得るのです。**

とはいえ、すべてを手作りのお菓子に変えるというのも忙しい現代社会で暮らす私たちにとっては苦行でしかないでしょう。

お休みのときにちょっと手作りしてみたり、いつものおやつをフルーツに変えたり、量を減らしたり、ご自身が心地よく取り組める方法を見つけてみてください。

おやつとの関わり方
おやつを食べすぎてしまう子へ

おやつはあくまで食事の不足を補うもの、と考えると、ごはんのようなおやつが理想です。しかし、お友達と遊ぶとき、誰かにもらったお菓子を食べることもあると思います。そんなときに実践したいのが、「おやつルールを決めておくこと」です。

たとえば、

・アイスは外に出かけたときだけ
・おやつの量をあらかじめ決めておく
・お友達と一緒のときだけは例外にする

などのルールを決めるのもおすすめです。ポイントは**決めたら守ること**。詳しくは64ページも参考にしてください。とはいえ、味覚の発達が著しい3歳頃までは、できれば身体に優しいものをセレクトしたり、フルーツや手作りのおやつを利用することが望ましいと、私は考えています。

特に**刺激的な味のする食べ物はこどもの気持ちを興奮させ、もう一度その興奮を味わいたくなるもの**です。おやつがほしくて癇癪を起こしたり、食べ続けないと気持ちが安定しない子は注意が必要です。

こどもは刺激や興奮に敏感なので、感情のコントロールも難しくなりやすい傾向にあります。穏やかな味の食べ物は穏やかな性格をつくるということも、覚えておくといいでしょう。そして、甘いものが食べたくなる場合は、そもそも身体に栄養が足りていないことが原因であることも……。身体のエネルギーが不足しているサインとして、甘みのあるものを身体が欲しているのかもしれません。

エネルギー不足に関係する場所が、「脾」です。脾が弱っていると、疲れやすくなったり、胃下垂や下痢になる不調が現れます。甘みの強いお菓子は、これらの不調を改善する方法として、身体が本能的に欲している場合もあるのです。

おやつの問題と合わせて、身体に継続的な不調が出ていないかもチェックしてみましょう。薬膳でこどもの身体を健康的に変える3ステップも参考に（34ページ）。

こども薬膳のおすすめおやつ

こども薬膳では、作りやすく、補食としての役割も果たすおやつをおすすめしています。特に、こどもに必要な「腎」の力をアップし、健やかな成長を促すようなおやつを大事にしています。

本章では、おやつレシピをお伝えしていますが、薬膳では食材自体に、身体や心に効果がある力があるので、食材自体をおやつにしてもいいですね。

身体の成長をサポートしたいとき

くるみ、栗、きな粉、カシューナッツ

ゲームやテレビで目を使いすぎたとき

クコの実、ブルーベリー、ヘーゼルナッツ

イライラしたり気持ちが安定しないとき

グレープフルーツ、シークワーサー、みかん

体調や気持ちに合わせて食べ物を変えていくというシンプルな考え方ができるようになると、少しずつ身体は変わっていきます。

市販のおやつは絶対口にしない！　そんなふうに考える必要はありません。お友達と一緒に過ごしたり、誰かからおやつをいただいたりすることもあるでしょう。身体が元気な状態であれば、楽しむ程度におやつを食べてもいいと考えています。

ただ、体調を崩しているときや、身体に負担をかけたくないときは、食べるおやつによって体調も変化しやすいので気をつけましょう。

時間と気持ちに余裕があるときには、手作りのおやつも活用してみてください。**袋に入っている市販のおやつよりも、思いのほか腹持ちがいいことも特徴です。**

こどものために、安心して食べられる、補食としての役割も備えたおやつは、子育て時間に気持ちの余裕を生んでくれますよ。

豆腐だんご

おだんごに豆腐を入れると、食感が
いつまでも柔らかいのが特徴。
粘土感覚で触れるので、こどもと一緒に作る
はじめてのおやつとしてもおすすめです。

もちもち食感で
お腹にも優しい
ヘルシーおやつ

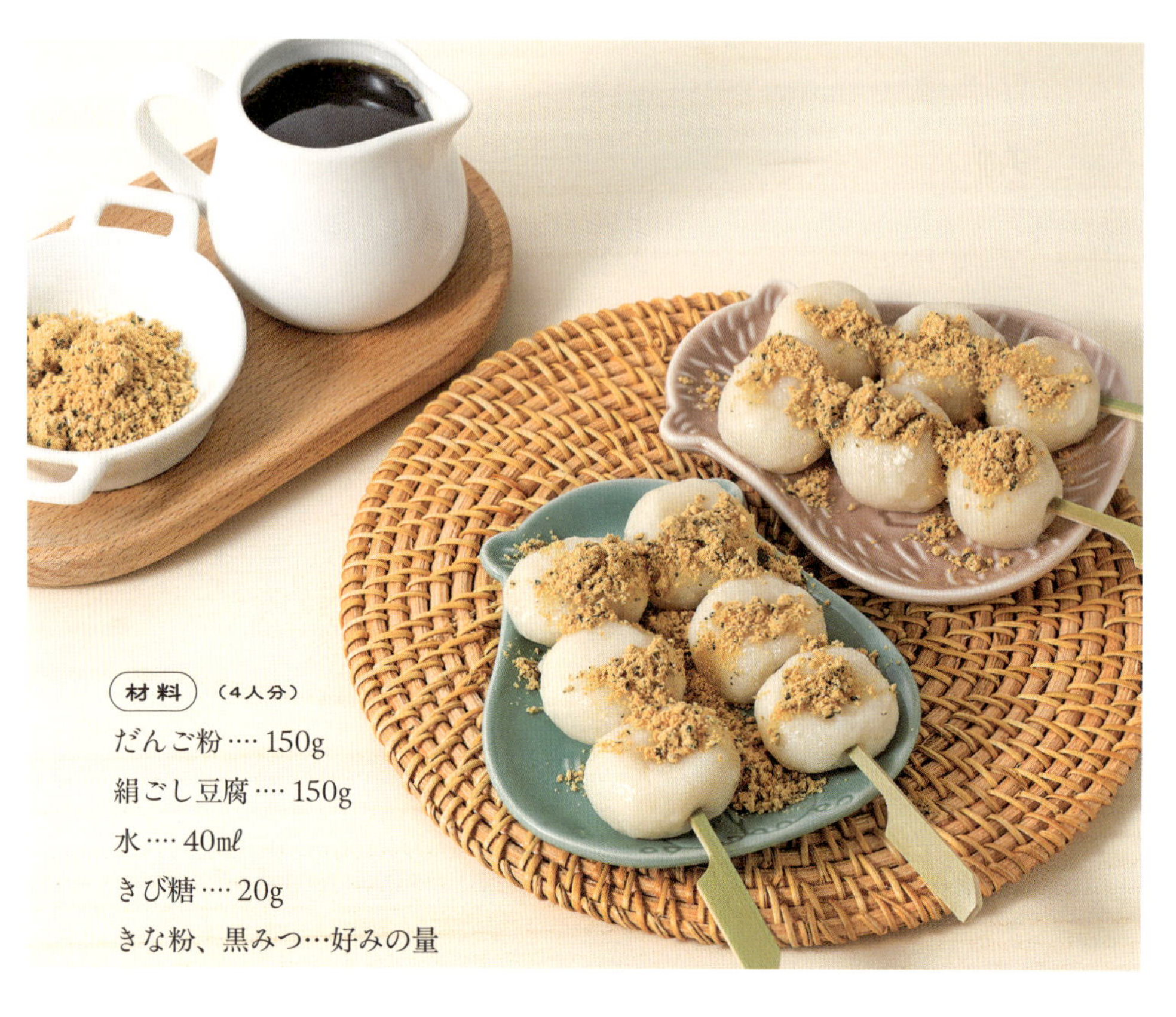

材料（4人分）

だんご粉…… 150g
絹ごし豆腐…… 150g
水…… 40mℓ
きび糖…… 20g
きな粉、黒みつ…好みの量

作り方

1 ボウルにだんご粉、きび糖を入れて軽く混ぜます。水を入れて全体に水分を行き渡らせます。
※豆腐を入れる前に水をなじませると、ダマになるのを防げます。

2 絹ごし豆腐を入れて潰すようにしながら水分を行き渡らせて練りあげます。

3 だんご生地を親指の先くらいの大きさに12等分に分けて丸めます。湯を沸かしてだんごを入れ、上に浮いてきたら冷水にとって冷まします。

4 しっかり冷めたらザルに上げて水気をきる。水分を拭き取り、串に刺します。
お好みできな粉と黒みつをかけます。

薬膳グラノーラ

黒ごまは、
こどもの体の成長に
欠かせない食材のひとつ。
消化を助けるオートミールと
一緒におやつに。

材料（天板1枚分）

オートミール…… 100g

A
- 豆乳…… 50mℓ
- きび糖…… 30g
- 米油…… 10g

B
- 素焼きミックスナッツ…… 30g
- 黒すりごま…… 10g
- レーズン…… 15g

作り方

1 ボウルにオートミール、**A**を入れてよく混ぜます。

2 **B**を加えて、さらに混ぜます。

※ミックスナッツはあらかじめ粗く刻んでおきます。

3 オーブンの天板にクッキングシートを敷き、**2**を広げます。160℃に温めたオーブンに入れ、30分焼きます。

※途中、2回ほど取り出して、全体を混ぜると焼きムラを防ぐことができます。

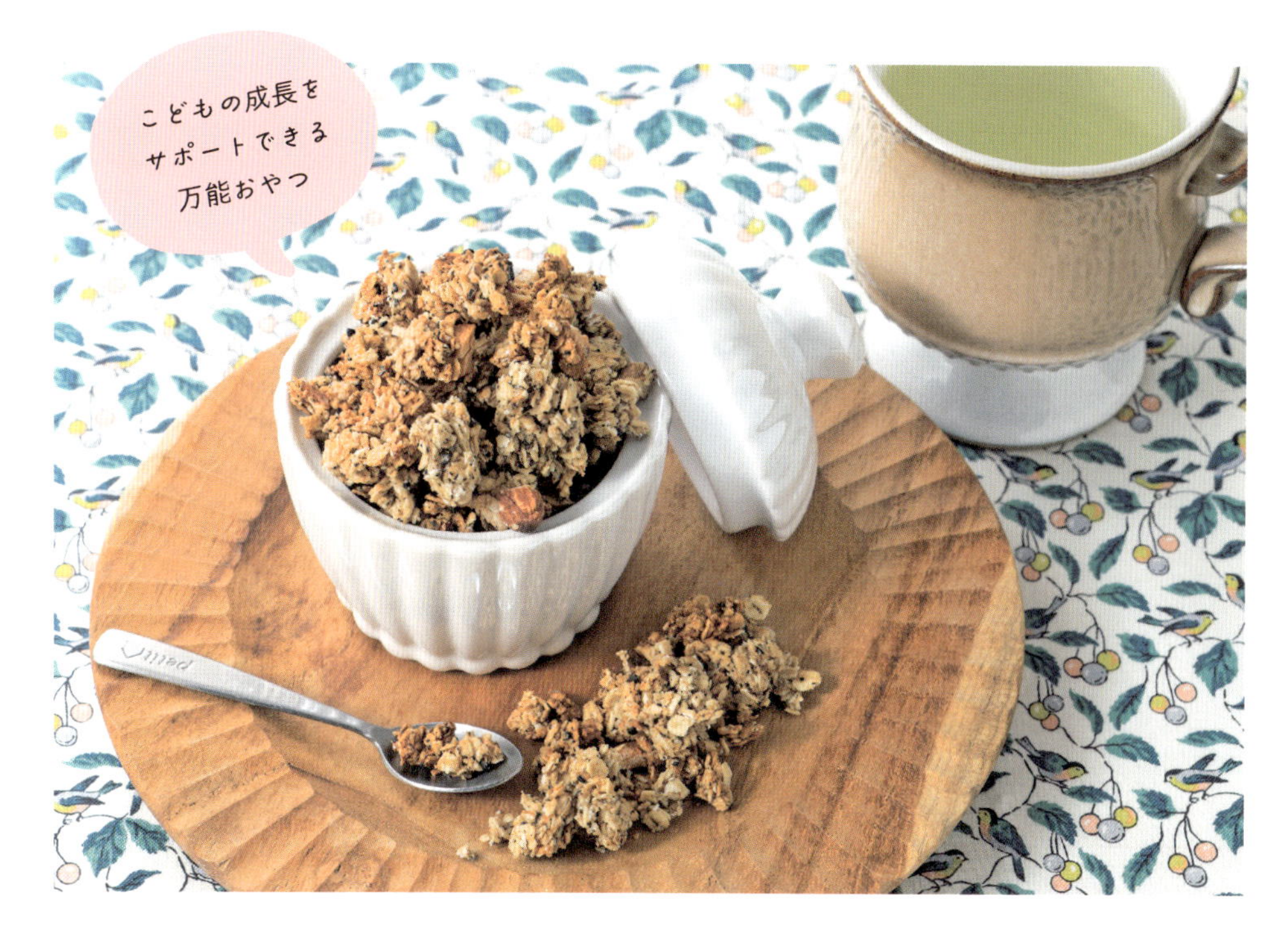

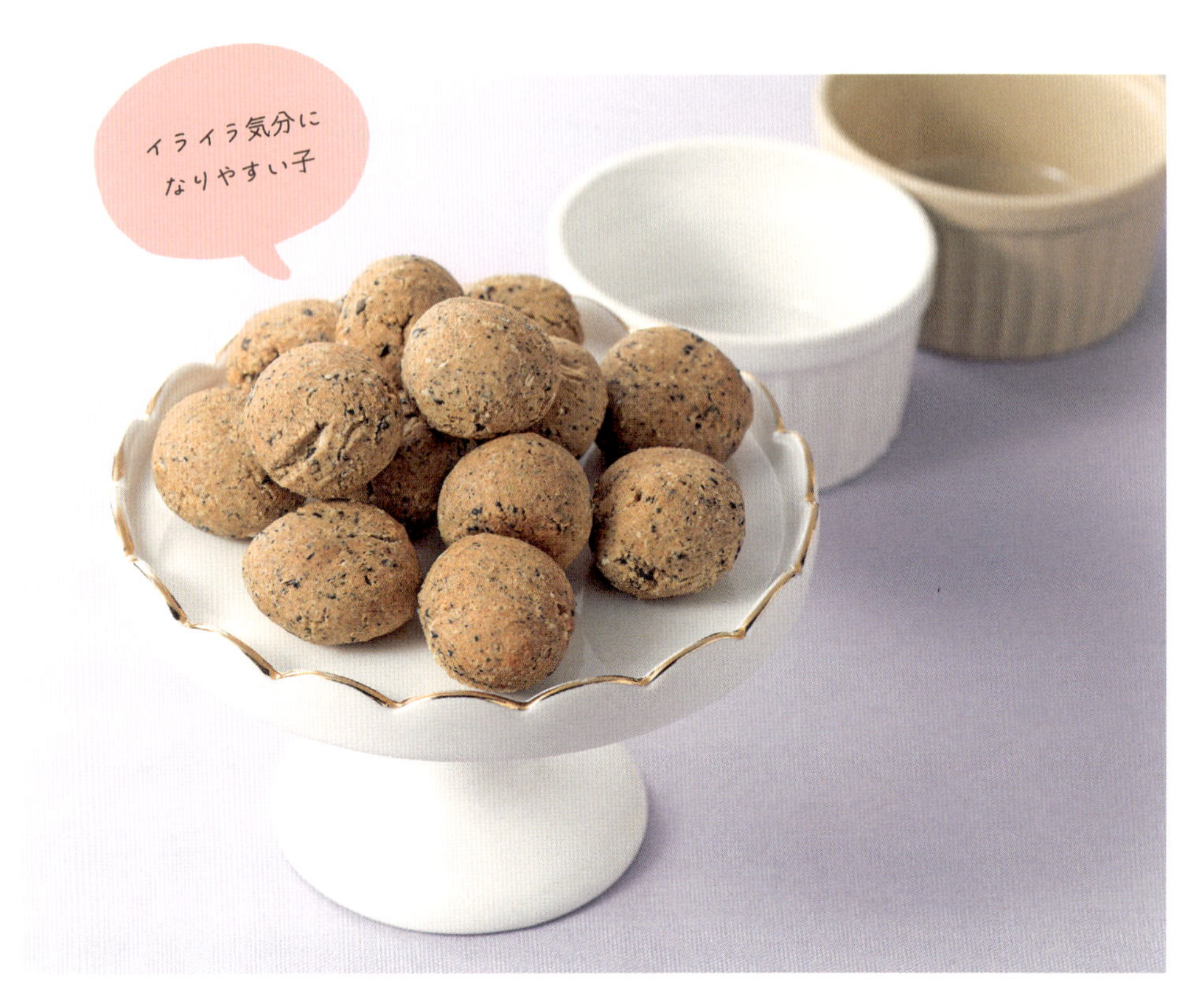

そば粉ボーロ

そば粉は、気の巡りをアップし、イライラした気持ちをケアできる食材。
サクサクの食感に仕上げた甘さ控えめのボーロ。

材料（天板1枚分）

そば粉…120g
卵…1個
きび糖…30g
A きな粉…10g
　黒すりごま…15g
　米油…10g
　ベーキングパウダー…5g

作り方

1 ボウルに卵を割り入れ、きび糖と共に泡立て器でよく混ぜます。
2 Aを加えてよく混ぜたら、そば粉を加え、ひとまとめにします。
3 食べやすいサイズに丸めて、170℃に温めたオーブンで、15～20分焼きます。

※そば粉はアレルギーに十分気をつけて使用しましょう。

甘酒スムージー

お腹の冷やしすぎは禁物ですが、
ついついアイスが
食べたくなるときに
活用できるレシピ。
甘酒のお腹温め効果で
冷えすぎないおやつに♡

材料 （2人分）

甘酒…… 100g
豆乳…… 200㎖
りんご…… 1個
ブルーベリー…… 大さじ2

作り方

1 りんごは皮をむいてイチョウ切りにし、鍋に入れて少量の水と共に加熱します。半透明になったら火を止めます。
2 ミキサーに1のりんご煮、甘酒、豆乳、ブルーベリーを入れ、撹拌します。
※シェイクにする際には氷を入れて撹拌しましょう。

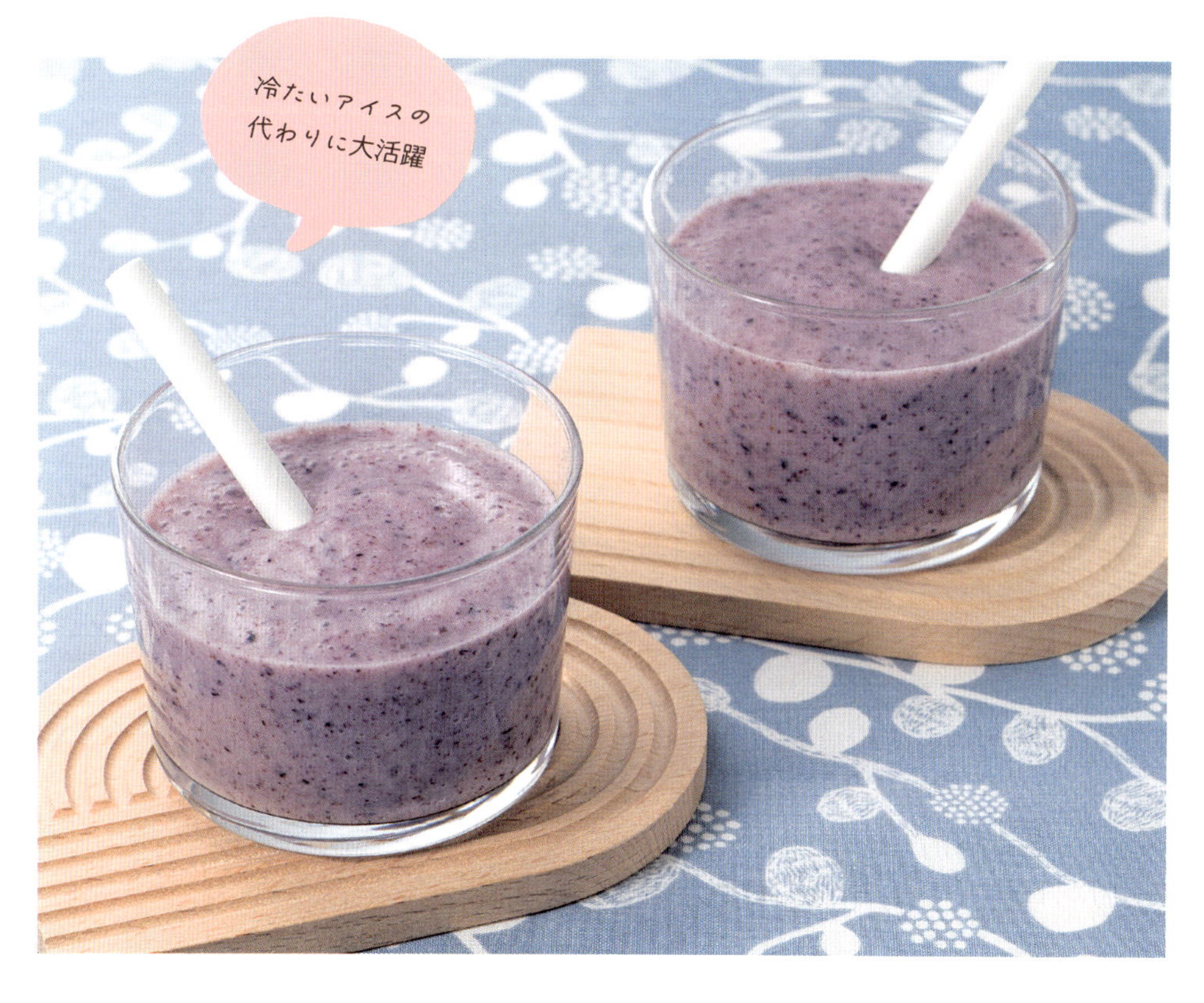

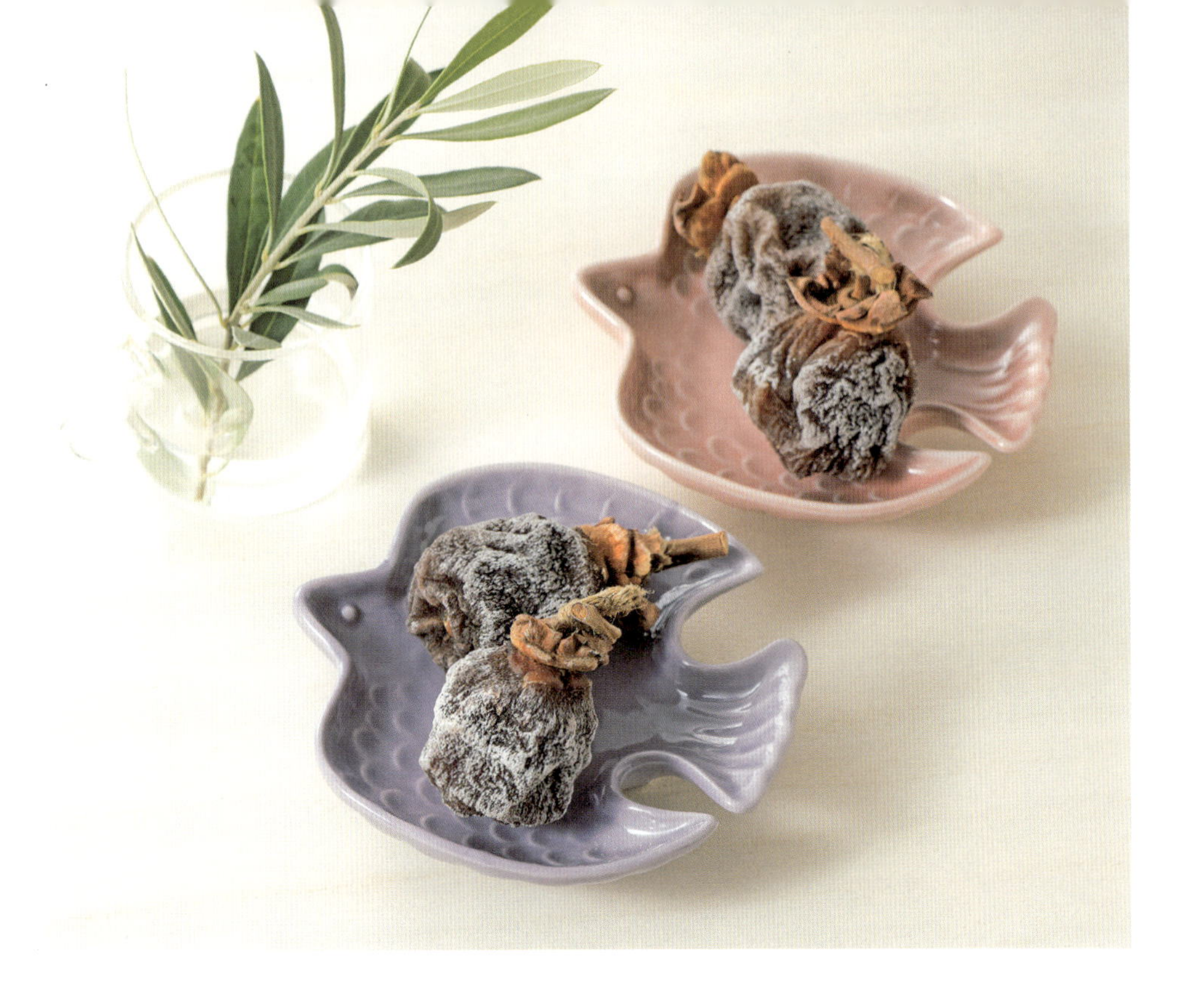

干し柿

生柿は体を冷やしますが、
干し柿は身体を冷やしにくいのが特徴。
手間はかかりますが、季節の不調
を改善してくれるお守り食材
として欠かせないもの。

乾燥しがちな秋に
おすすめのおやつ

材料

渋柿…お好みの量
※干し柿用に枝をT字にカットしたものを用意しましょう

作り方

1 柿はヘタを残して、皮をむきます。ヘタに紐をかけて、何個か結んでつなぎます。
2 カビを防ぐため、沸騰した湯に10秒ほどつけて熱湯消毒します。日当たりがよく、風通しのよい場所に1カ月ほど吊るして干します。
3 途中、2週間ほどしたら全体をもみます。お好みの固さになったら、冷蔵保存します。

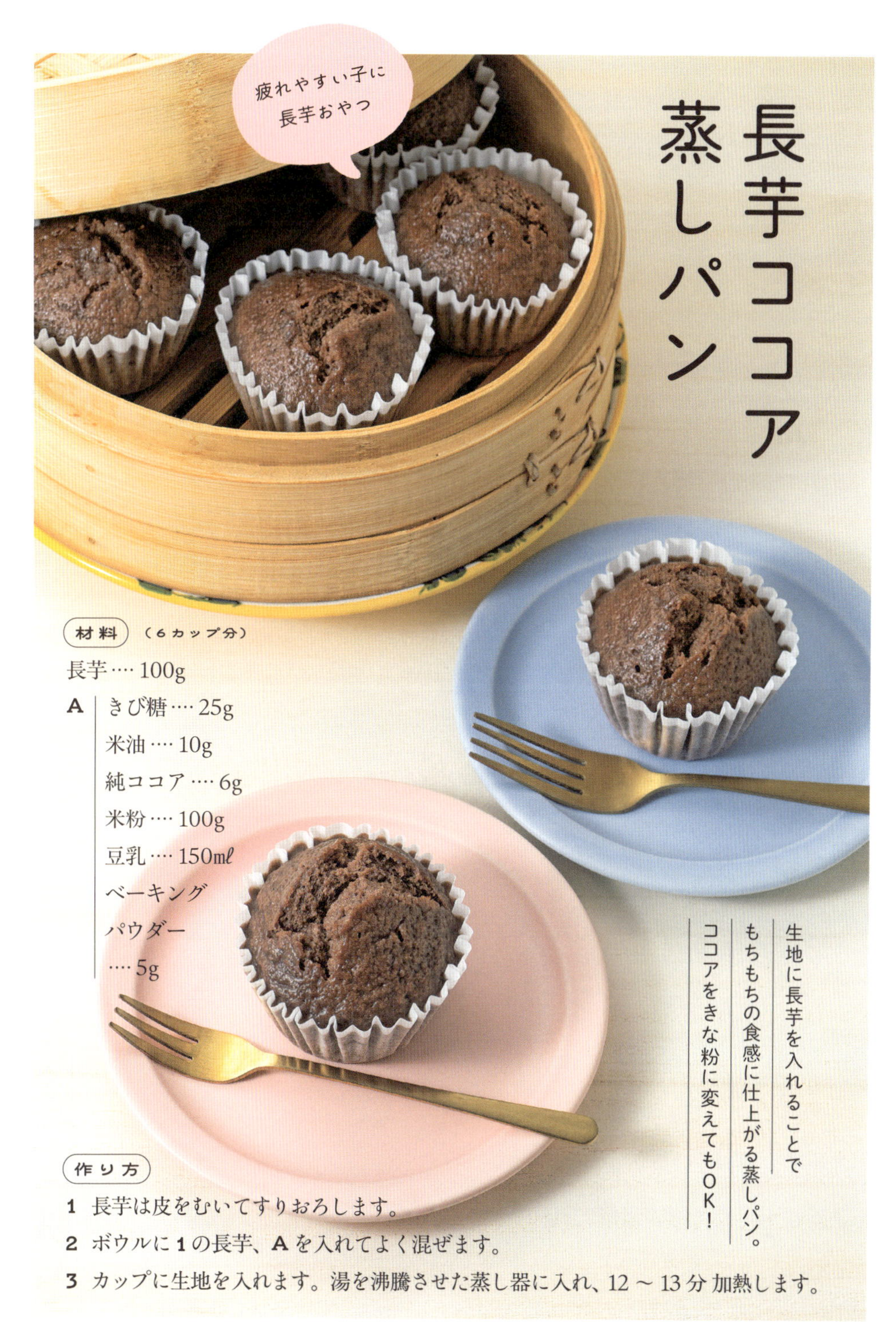

長芋ココア蒸しパン

生地に長芋を入れることでもちもちの食感に仕上がる蒸しパン。
ココアをきな粉に変えてもOK!

材料（6カップ分）

長芋……100g

A
- きび糖……25g
- 米油……10g
- 純ココア……6g
- 米粉……100g
- 豆乳……150㎖
- ベーキングパウダー……5g

作り方

1 長芋は皮をむいてすりおろします。
2 ボウルに1の長芋、Aを入れてよく混ぜます。
3 カップに生地を入れます。湯を沸騰させた蒸し器に入れ、12～13分加熱します。

手軽にパクッと免疫アップ　なつめのススメ

忙しくてお料理を作る元気がない……そんなときでも、手軽に免疫をアップしてくれるお助け食材が「なつめ」です！

「**1日3粒のなつめを食べると老い知らずになれる**」という言葉があるほど、滋養強壮効果に優れた食材です。「大棗（たいそう）」という名前で、漢方薬にも使用されるほど。

セミドライになったものが多く流通しており、ほのかな甘みが特徴で、こどもでも食べやすい薬膳食材のひとつです。

気や血を補う効果があるので、疲れやすい子、風邪をひきやすい子、イライラや不安感のある子、貧血気味の子、アレルギーのある子には、継続的に食べることをおすすめしています。こどもたちの場合は、1日1粒程度で大丈夫。食べすぎても胃もたれを起こすので、気をつけましょう。

わが家では、朝ごはんのときに毎日1個ずつ、パクッと食べてから学校に行っています。お料理にしなくても、こども自身が進んで食べてくれるので、気軽に続けられることができていますよ。

なつめの香りが苦手な子は、パリッとしたチップスもおすすめ。食感もいいので、おやつ感覚で食べられます。胃腸が弱っている場合は、手で裂いたものをお湯に入れて煮出して「なつめ茶」にしたり、味噌汁やスープ料理に入れたりすることでおいしく活用できますよ。本書にも、なつめを利用したレシピが登場しているので、参考にしてみてください。

なつめは、女性に不足しがちな血や気を補う効果があるので、ママにもおすすめです。私もこどもと一緒に日々食べるように気をつけています。疲れていると、「ママなつめ食べたら？」なんて言われることも……。

家族みんなで健康を意識する第一歩として、「1日1粒のなつめ」を、ぜひ日々の習慣に取り入れてみてください。

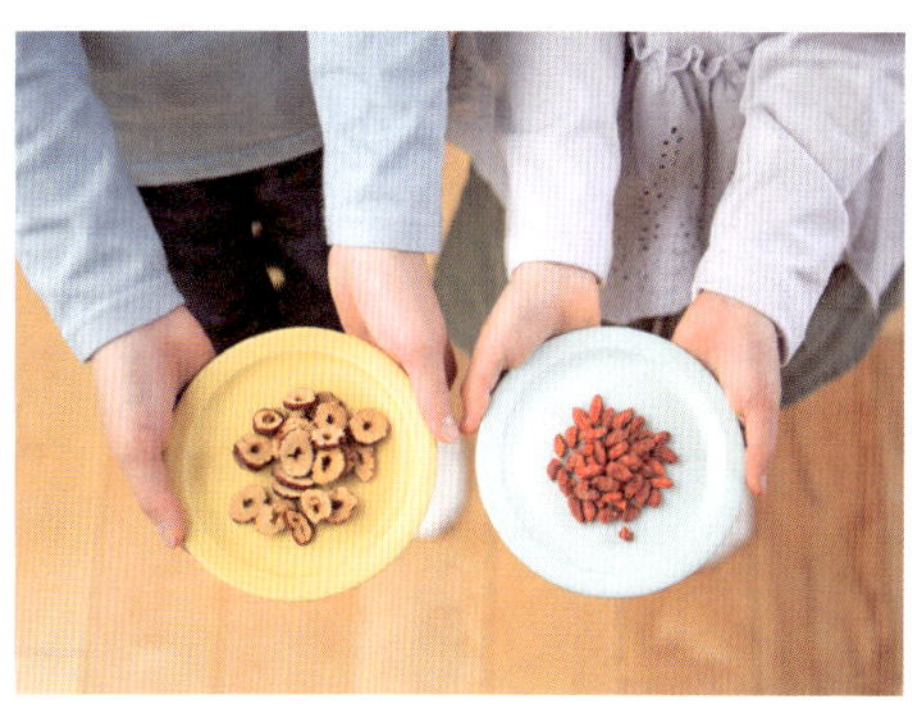

なつめのほか、クコの実も我が家のおやつです！

めおやつ

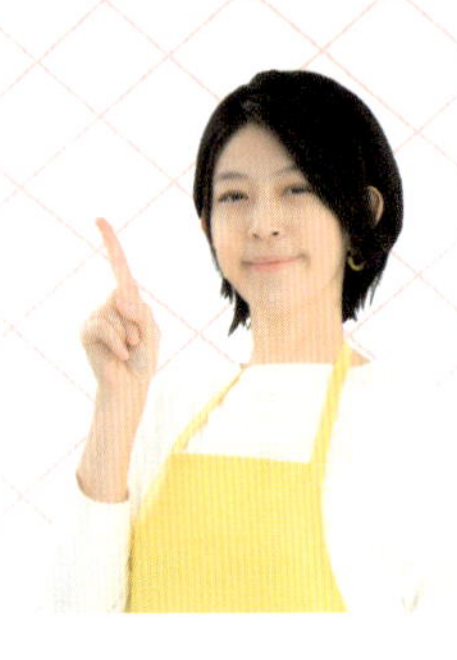

有機乾燥 クコの実

眼精疲労に効果的なクコの実。ゲームやテレビの時間が長かったり、タブレットを使った勉強時間が長くなったり、最近のこどもたちは目を酷使する機会が多くなっています。目を使いすぎたなと思ったら、クコの実を。体を潤す効果があるので、春や秋などの乾燥シーズンには必須のアイテムです。

スープや料理、デザートに使われることもありますが、我が家でそのままパクッとおやつとして食べています。料理に仕上げなくてもそのまま食べられる薬膳食材は、こども自身でセルフケアできるきっかけにもなりますよ。

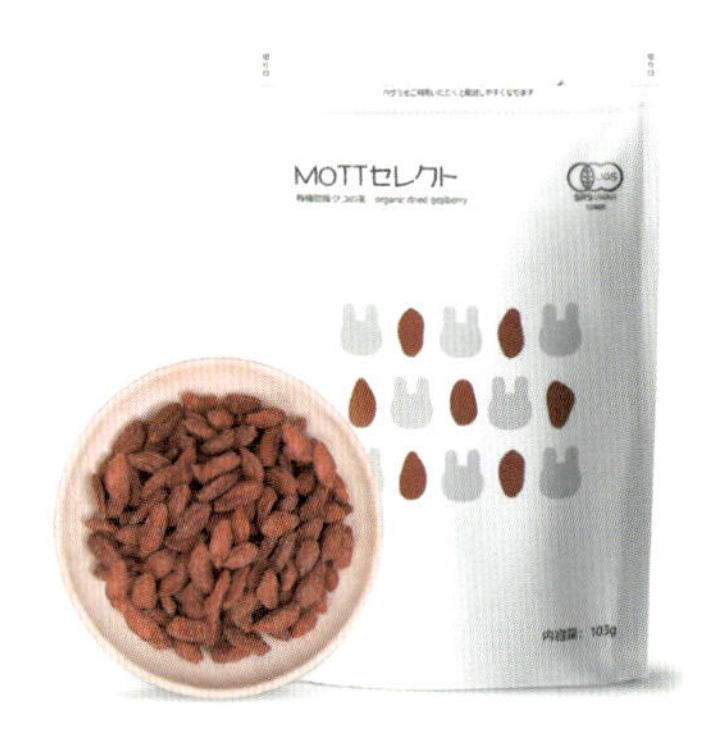

（MOTTセレクト ／ 株式会社エムオーティティコンサルティング）

乾燥 グレーナツメスライス

手軽にポリポリおやつの代わりに食べられるナツメチップは、こどもたちにも大人気です。

声をかけないと食べ過ぎてしまうほど……。

丸ごと一個の大きさのドライナツメも好んで食べてくれますが、こどもにとってはおやつというよりも、食事のひとつという感覚のようです。

こちらの商品はチップスになっていて、おやつ感があるようで、重宝しています。

しっとりした食感やナツメ独特の香りが苦手な子は、ナツメチップのほうが食べやすいでしょう。持ち運びしやすいので、お友達への手土産や、外出先でのおやつにも活用できますよ。

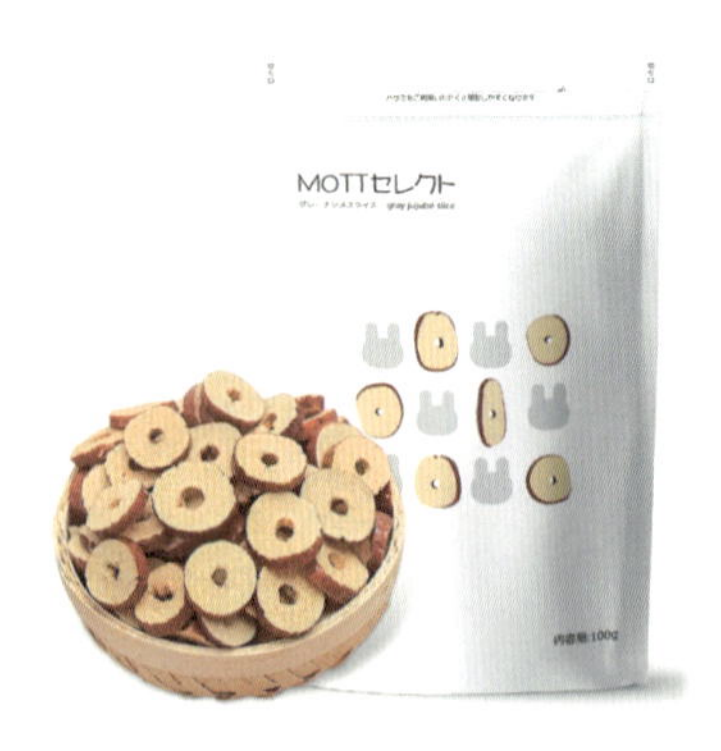

（MOTTセレクト ／ 株式会社エムオーティティコンサルティング）

さとう家おすす

はとむみ

香ばしさと、雑穀のほのかな甘みが感じられるハトムギのおやつです。

ハトムギはからだの湿気除去をする効果があるので、むくみがちな梅雨～夏のおやつにおすすめです。おやつとしてそのまま食べるだけでなく、スープやサラダ、雑炊などのトッピングとしても使えます。

無調味で雑穀であることから、補食としても使えるので、食べ過ぎてしまっても寛大な気持ちで見守れるのも、ポイントですね。

我が家でも、ついついおやつを食べ過ぎてしまう日には、「これ以上おやつを食べたいなら、ハトムギにするといいよ」と伝えることもありますよ。

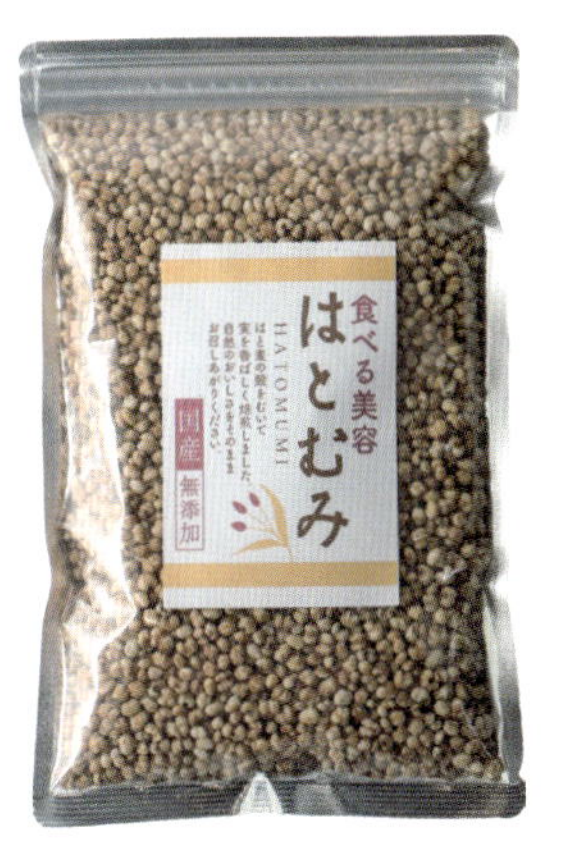

茶の心

そのほかにも
くるみなどのミックスナッツ
（無塩、油・砂糖不使用タイプ）

ナッツ類は意識して食べるようにしています。

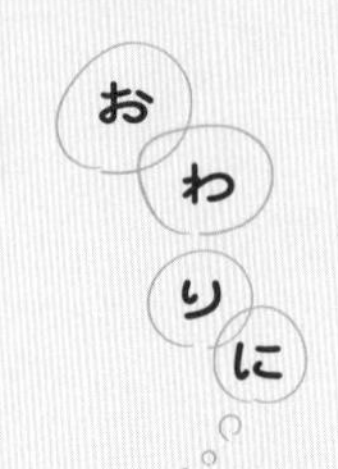

自分の体調に合わせた食べ物を自分で選べる知識

こどもはいつかは大人になる。

言葉としてはわかってはいますが、毎日の子育ての忙しさにそれを忘れてしまいがち。しかし、時が経てばこどもはいつか大人になって、私たち親のもとを離れていくものです。

抱っこをしていた子がひとりで歩けるようになり、その距離もだんだん増え、いつの間にか手をつながなくなって、走っても転ばなくなって、お昼寝もなくなり、夜はひとりで眠れるようになる。

いつも後ろをトコトコついてきて大変だった買い物も、ひとりでするようになって、自由になれて嬉しい半面、寂しくなることも。でも、わが子がそれだけ成長したという証しであり、親から巣立つ準備をしているという証し。

こんなこどもになってほしい。あんな夢を叶えてほしい。お子さんの将来に対する思いは皆さんそれぞれでしょう。私もこどもには幸せな楽しい人生をおくってほしい、と願わずにはいられません。

では、それを叶えるために今できることは何でしょうか？

◎社会に出ても困らない協調性を身につけること？
◎人並み以上の勉強をして知識を習得する？
◎自由に使えるお金を用意しておく？

どれも確かに大事なことだと思いますが、こども薬膳で大事にしているのは、**「こどもが未来を生き抜く力」**です。

こどもたちに降りかかるであろう、**すべての災いを排除してあげることは難しい**かもしれません。でも、それに立ち向かうための**「健康な心と身体をつくること」**は、子育て時代を共に生きる私たちにできることなのではないでしょうか？

いつかこどもたちが私たち親のもとを離れ、飛び立とうとするとき、**どんな困難にも立ち向かえる健康な心と身体があり、何かあったときには自分を理解し、味方でいてくれる存在がいる。**それだけで、どれだけ安心して人生を楽しむことができるでしょうか。

その土台をつくるのは、今私たちが過ごしている子育て時代であることは、これまでお伝えした通りです。

人生、いい経験も、悪い経験も、幸せなことも、不幸せな気持ちになることもたくさんあるでしょう。しかし、そんな中でも自分の命を大切にし、自分のことを好きでいられる子であってほしいと願わずにはいられません。

どんなときも、自分の心と身体を元気にしてくれる薬膳ごはんの知識は、こどもたちが困難を乗り越えるときの助けになると考えています。

本書でお伝えした食事術は、こどもたちが幸せに未来を生き抜く知識として活用いただけると思っています。覚えた知識を活用するには、何よりも実践することが大事！　そして、どうしたら続けていけるかを、一番に考えてみてください。

私たちが願うのは、こどもたちの健康で幸せな未来。そのためには、今もこの先も無理なく継続的に続けられる、食事術を考えていく必要があります。本書でお話ししてきた内容をもとにして、食べると元気になれる、あなたのお家のお守りごはんを探してみてください。

食べることは生きること。

人間が生きていく上で最も大事なことを、毎日のごはんを通してこどもたちに伝えられることを願っています。

今日もあなたの大切な存在が、元気で笑顔でありますように。

こども薬膳サロン主宰　さとう　あい

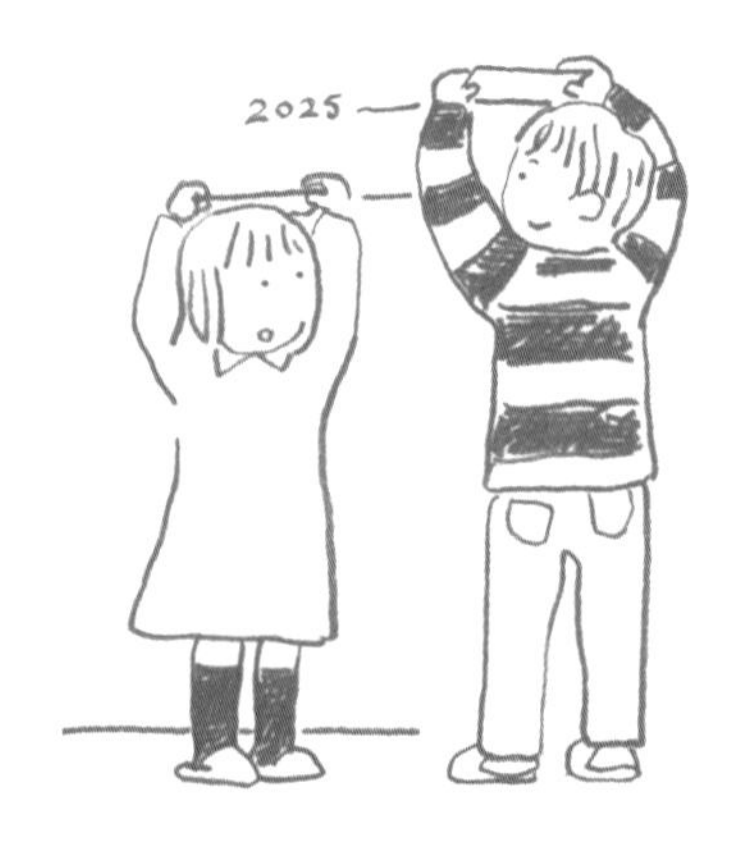
2025

薬に頼らずのびのび育てる！　こども薬膳

著　者――さとうあい

発行者――押鐘太陽

発行所――株式会社三笠書房

〒102-0072　東京都千代田区飯田橋3-3-1
https://www.mikasashobo.co.jp

印　刷――誠宏印刷

製　本――若林製本工場

ISBN978-4-8379-4036-4 C0030
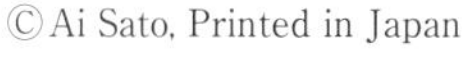

本書へのご意見やご感想、お問い合わせは、QRコード、
または下記URLより弊社公式ウェブサイトまでお寄せください。
https://www.mikasashobo.co.jp/c/inquiry/index.html